여성 한방 백서

소중한 여성의 몸,
한방으로 지키자

여성 한방 백서

소중한 여성의 몸,
한방으로 지키자

초판 1쇄 발행 2022. 9. 9.

지은이 최서우
펴낸이 김병호
펴낸곳 주식회사 바른북스

편집진행 한가연
디자인 최유리

등록 2019년 4월 3일 제2019-000040호
주소 서울시 성동구 연무장5길 9-16, 301호 (성수동2가, 블루스톤타워)
대표전화 070-7857-9719 | **경영지원** 02-3409-9719 | **팩스** 070-7610-9820

•바른북스는 여러분의 다양한 아이디어와 원고 투고를 설레는 마음으로 기다리고 있습니다.

이메일 barunbooks21@naver.com | **원고투고** barunbooks21@naver.com
홈페이지 www.barunbooks.com | **공식 블로그** blog.naver.com/barunbooks7
공식 포스트 post.naver.com/barunbooks7 | **페이스북** facebook.com/barunbooks7

ⓒ 최서우, 2022
ISBN 979-11-6545-860-7 93510

저자
한의학 박사
최서우

소중한 여성의 몸, 한방으로 지키자

여성 한방 백서

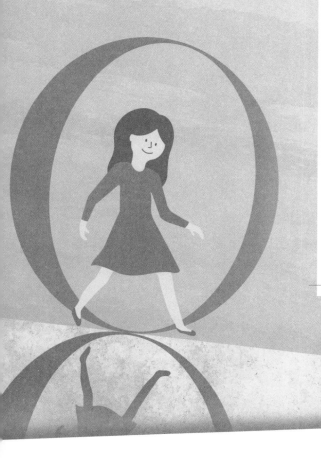

★ ★ ★ ★ ★
수술 없는 여성
질환 치료를 위한
가이드북

여성 질환으로 고생하는 환자들과
같은 길을 걷는 동료 한의사들에게 도움을 주는
한방 의학서 ──────────

바른북스

들어가며

『동의보감』에는 "여성은 남성보다 병을 고치기가 10배나 어렵다"는 구절이 수록되어 있습니다. 그리고 그 원인을 여성의 몸과 마음의 섬세함으로 보았습니다.

지난 20년간 임상을 하면서 보니 이 말이 참 와닿습니다.

실제로 『동의보감』을 보면 여성의 질환과 이를 치료하기 위한 처방 체계가 남성에 대한 것보다 몇 배나 많이 기재되어 있습니다.

그렇다면 여성을 치료하기 위해 이런 정교함이 요구되는 이유는 무엇일까요?

그 답의 중심에 '胞(포)'를 놓을 수 있습니다.

'胞'는 단순히 자궁을 의미하는 한자어가 아닙니다.

자궁과 난소, 그리고 뇌를 연결한 '生化(생화)' 즉, 생명을 창조하는 시스템을 의미합니다.

무에서 유가 탄생하는 이 위대한 시스템의 기능이 제대로 작동하려면 '포'가 항상 최적의 조건을 유지해야 합니다.

이를 위해 '포'는 끊임없이 규칙적인 변화를 합니다.

지구의 운동에 공전과 자전이 있는 것처럼 여성에게는 '포'를 중심으로 크게 두 가지의 변화가 생깁니다.

매달의 규칙적인 생리가 자전 운동에 해당한다면, 나이에 따른 여성의 변화는 공전 운동으로 사계절이 생기는 것과 같습니다.

7수를 기준으로 해서 기혈의 성쇠에 따라 변화가 나타나는데 2×7=14, 14세에 기혈이 충족되어 생리가 시작하여 점점 생식기능이 왕성해지다가 35세를 시점으로 기혈이 약해지면서 7×7=49, 49세에 이르면 폐경에 이르게 됩니다.

사춘기의 초경이 봄에 해당한다면 폐경기는 가을, 그리고 폐경 후는 겨울에 해당합니다.

이렇게 여성은 나이에 따른 변화 속에서 매달 월경을 반복하다가 임신과 출산, 혹은 유산이라는 큰 사건을 만납니다.

이 모든 것의 중심에 '포'가 놓여 있습니다.

그렇다면 '포'에는 어떤 병이 생기고, 발병 원인은 무엇일까요?

이 책은 그 질문에 대한 답을 찾는 과정에서 만들어졌습니다.

병의 원인은 크게 기능적 문제로 인한 것과 구조적 문제로 인한 것으로 나눌 수 있습니다.

물론 이 두 가지는 칼로 자르듯이 나뉘는 것은 아닙니다. 기능적 문제가 구조에 영향을 주고, 구조의 변형이 기능을 떨어뜨리는 형태로 나타나기도 하며, 때로는 동시에 함께 작용하기도 합니다.

기능적 문제로 인한 '포'의 병증은 생리를 통해 알 수 있습니다.

'포'는 항상 규칙성을 띠고 변화하는데 여기에 문제가 생기면 다양한 양상의 생리 이상이 나타납니다.

여성의 일생 전체를 놓고 보면, 때가 되었는데도 초경이 없는 경우와 끝날 때가 되지 않았는데도 생리가 끊어지는 조기 폐경을 예로 들 수 있습니다.

매달을 기준으로 보면 기간과 양상이 규칙적이지 않은 생리불순, 생리할 때 오는 극심한 통증인 생리통, 생리 전에 나타나는 생리전 증후군, 아예 생리가 없는 무월경 등의 증상이 나타납니다.

구조적인 문제는 자궁과 난소의 실질 조직에서 생깁니다.

자궁에 생기는 근종과 선근증, 자궁내막의 과도한 증식인 자궁내막증식증, 다른 장기까지 침범하는 자궁내막증과 난소에 생기는 난소낭종, 기형종, 나팔관의 수종이 조직 자체의 변형으로 인한 질환이라 할 수 있습니다.

이 책의 1편에서는 구조적 문제로 인해 생기는 자궁과 난소 질환의 원인 및 한방 치료에 대해 다루었습니다.

자궁근종과 선근증, 내막증식증 등으로 인한 통증과 출혈은 여성 건강의 큰 위협입니다.

한방에서는 이를 징가, 혈적 등으로 보고, 해소하는 치료 방법을 제시하고 있습니다.

수술 없이 자궁 질환을 치료하고 재발을 예방하는 방법을 치료 예시와 함께 실었습니다.

난소의 낭종과 나팔관수종은 한방의 생식기 질환인 '산증'에 속합니다.

'산증'의 치료와 예방을 위한 생활 관리법을 『동의보감』과 임상 경험을 바탕으로 정리했습니다.

수술 없는 여성 질환 치료가 한방 치료의 목표입니다.

그러나 어쩔 수 없이 자궁과 난소를 수술한 경우에는 수술 후유증으로 인한 부작용을 최소로 하면서 빠르게 회복하는 것이 필요합니다.

이를 위한 방안을 자궁적출 수술을 비롯한 자궁과 난소 각각의 수술에 따라 나누어 제시했습니다.

최근에 급증하는 다낭성난소증후군은 「2. 난소」에 실었습니다.

다낭성난소증후군은 기능적 문제와 구조적 문제가 복합적으로 작용하는 질환으로 치료를 위해서는 전신의 건강 상태 개선이 필요하여 이에 대한 전반적인 내용을 수록했습니다.

1편의 마지막에는 질염에 대해 다루었습니다.

질염은 치료와 함께 생활 습관 개선이 중요합니다.

반복되는 질염의 재발 방지에 도움이 되길 바랍니다.

2편은 '포'의 기능적 문제로 인해 발생하는 생리 문제를 중점적으로 다루었습니다.

생리는 여성의 건강의 신호등입니다.

『동의보감』에서는 여성을 진찰할 때 먼저 생리가 순조로운지 살펴보라고 했습니다.

생리가 규칙적인지, 통증이 심하지 않은지, 양은 적당한지, 생리혈의 양상은 양호한지를 전체적으로 살펴보아야 합니다.

생리의 어떤 부분을 체크해야 하고 문제가 있을 때 어떻게 치료해야 하는지 상세히 실으려고 노력했습니다.

정상적인 생리가 아닌 출혈은 가볍게는 건강의 이상을 초래하고, 심해지면 생명까지 위협할 수 있습니다.

출혈의 원인과 치료는 반드시 짚고 넘어가야 합니다.

생리통과 생리불순 외에도 매달 생리 전 증후군으로 고생하는 여성들이 많습니다.

생리 전 증후군의 한방 치료가 왜 효과적인지 확인할 수 있습니다.

달마다 돌아오는 생리는 여성의 일생 동안 계속 있는 것이 아니라 그 시작과 끝의 때가 있습니다.

2편의 끝에서는 때가 되었는데도 초경이 오지 않아 고민인 여학생을 위한 치료 방법과 끝날 때가 되지 않았는데도 생리가 끊어지는 조기 폐경의 원인과 치료법을 다루었습니다.

마지막으로 3편은 여성에게 생기는 빈도가 높은 질환들로 구성했습니다.

생리가 끝날 무렵부터 찾아오는 갱년기를 잘 보내는 것은 여성의 노년기 건강을 위해 중요합니다.

갱년기를 한방에서 어떻게 보는지를 알면 갱년기를 편안하게 보내는 데 도움이 됩니다.

다음으로 여성에게 다발하는 비뇨생식기 질환의 한방 치료에 대해 실었습니다.

이는 한방 치료가 확실한 비교 우위를 보이는 질환군입니다.

끝으로 여성에게 생기기 쉬운 질환과 여성의 생리적 특징에 맞춘 건강 관리에 대한 내용으로 책을 마쳤습니다.

책을 쓰는 내내 20년 동안 진료했던 환자분들의 얼굴이 주마등처럼 속속 떠올랐습니다.

'지금 아는 것을 그때도 알았으면 더 좋은 진료를 하지 않았을까' 하는 아쉬움이 많이 밀려왔습니다.

이 책이 여성 질환으로 고생하는 환자들과 같은 길을 걷는 동료 한의사들에게 도움이 되길 바랍니다.

끝으로 이 책을 쓰는 내내 응원을 아끼지 않은 사랑하는 가족에게 감사의 인사를 전합니다.

4월의 화창한 날에
한의학 박사 최서우 씀.

목차

들어가며

1편.
수술 없이 치료하는 여성 질환

1. 자궁

자궁근종

- 자궁근종의 생성 기전   25
- 한방에서 보는 자궁근종이 생기는 원인   27
- 자궁근종 한방 치료   31
- 자궁근종 과다 출혈로 나타나는 여러 증상들   37
- 자궁근종에 조심해야 할 음식   40
- 자궁근종 절제술 후유증과 치료   46

자궁선근증

- 자궁선근증이란?   50
- 자궁선근증 양방 치료의 문제점과 한방 치료   51

◦ 자궁선근증 출혈의 한방 치료   55
◦ 자궁선근증 통증의 한방 치료   58
◦ 아랫배에 단단한 것이 만져진다면   60
◦ 자궁선근증이 동반된 자궁근종 출혈과 한방 치료   63

자궁내막증식증

◦ 자궁내막증식증 원인과 증상   65
◦ 자궁내막증식증 한방 치료   67
◦ 자궁내막증식증으로 인한 출혈과 한방 치료   69
◦ 자궁근종과 자궁내막증식증이 함께 있을 때   71
◦ 자궁내막증식증과 다낭성난소증후군이 함께 있을 때   75

자궁내막증

◦ 자궁내막증은 난임의 원인   78
◦ 자궁내막증의 한방 치료   80

자궁적출 수술 후유증과 한방 치료

◦ 자궁적출 수술 직후에 나타나는 증상   83
◦ 소화불량   86
◦ 허리 구부러짐   89
◦ 허로(虛勞)   91
◦ 자궁적출 수술 후에 주의할 음식   94

2. 난소

난소낭종

○ 난소낭종의 증상   98
○ 난소낭종의 한방 치료   100
○ 난소낭종의 재발을 막으려면   102
○ 난소낭종 · 기형종 수술 후 치료 3단계   105
○ 겨울철에 심해지는 난소낭종   108
○ 난소낭종 치료로 뱃살까지 쏙   111

다낭성난소증후군

○ 다낭성난소증후군의 진단   116
○ 다낭성난소증후군의 체질별 한방 치료   118
○ 한국형 다낭성난소증후군   121
○ 다낭성난소증후군과 복부 비만   123
○ 다낭성난소증후군으로 인한 무월경 치료 2단계   126
○ 다낭성난소증후군으로 인한 부정출혈   129
○ 다낭성난소증후군과 질염(냉대하)   131

3. 나팔관(난관)

나팔관수종

- 나팔관수종은 수술보다 한방 치료를   135
- 나팔관수종 염증의 한방 치료   138

질

- 질염이 반복되고 입술까지 마르고 벗겨질 때   141
- 세균성 질염이 반복되는 이유와 한방 치료 원리   145
- 질염 예방을 위해 조심해야 할 음식   147
- 질염과 생리불순을 동시에 치료하는 온경탕   154

2편.
월경 관련 질환

1.   생리는 여성 건강의 신호등

생리통

- 진통제 의존보다 원인 치료를　　　　　　　　　161
- 생리통의 네 가지 유형별 한방 치료　　　　　163
- 생리통에 조심해야 할 음식　　　　　　　　　168
- 생리통이 심하고 생리혈에 덩어리가　　　　　171
- 생리할 때 두통, 허증과 두풍증　　　　　　　173
- 생리할 때 허리, 골반, 엉덩이 통증　　　　　178
- 거북목과 생리통　　　　　　　　　　　　　182
- 겨울이 되면 생리통이 심해져요　　　　　　　185
- 수험생 생리통 치료는 성적을 올려줍니다　　188

생리불순

- 생리불순 체크포인트　　　　　　　　　　　192
- 생리불순 유형별 한방 치료　　　　　　　　196
- 생리량이 너무 적어지는 경우　　　　　　　201

○ 생리량이 지나치게 많은 경우   203

○ 생리불순 중 생리 주기가 빨라지는 경우   206

○ 초경 후 생리불순 치료   209

무월경

○ 무월경의 원인과 치료   214

○ 심한 다이어트 후 무월경   219

○ 스트레스로 인한 무월경과 가미귀비탕   221

생리 전 증후군

○ 생리 전 몸살 증후군   224

○ 생리 전 식욕 폭발   226

○ 생리 전 복부 경직과 오적산   230

2.   때가 아닌 변화

조기 폐경

- 난소 기능 회복으로 조기 폐경을 치료하세요   234
- 난소 기능 개선 치료의 기본 원리와 한방 치료   236
- 비위허약형 조기 폐경   238
- 생리량 감소 조기 폐경   241
- 조기 폐경의 명방, 대영전   244

초경은 제때에

- 초경 · 노산 · 폐경의 기준은?   248
- 초경이 늦어지면   251

3. 때가 아닌 출혈

부정출혈

- 부정출혈의 증상 · · · · · · · · · · · · · · · · · · · 256
- 부정출혈의 다섯 가지 원인별 맞춤 한방 치료 · · · 258

배란기·성관계 출혈

- 배란기 출혈 · 261
- 성관계 출혈 · 264
- 출혈 후 얼굴이 누렇게 됐다면 · · · · · · · · · · · 266

3편.
여성 특유 질환

갱년기 증후군

- 갱년기 증후군의 증상   272
- 추웠다가 더웠다가   275
- 갱년기에 좋은 음식, 우유   278

여성 다발 질환

- 만성방광염   282
- 요실금   286
- 음부 소양증   289
- 자궁탈출증   291

상황별 질환

- 손 저림   294
- 두통   297
- 매핵기(목의 이물감)   299
- 기미   302
- 여성 아토피   304
- 여성 탈모   308

여성 건강 관리

- 술과 여성 질환   311
- 체질별 여성 운동법과 조심할 점   314
- 겨울철 여성의 건강을 지키는 습관   318

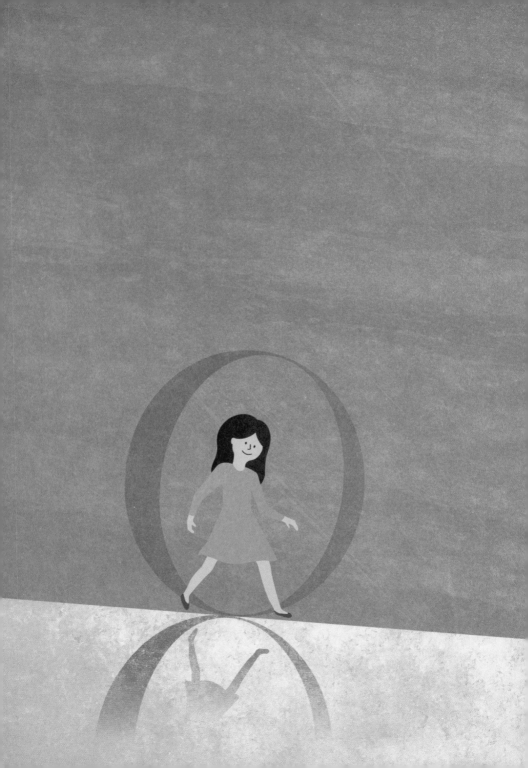

1편

수술 없이 치료하는 여성 질환

1

자궁

자궁근종
자궁선근증
자궁내막증식증
자궁내막증
자궁적출 수술 후유증과 한방 치료

자궁근종

자궁근종의 생성 기전

자궁근종이 생성되는 기전(機轉)을 알면 자궁근종에 의해 나타나는 출혈과 통증 등의 증상이 생기는 원인을 더 정확히 파악할 수 있습니다. 현재로서 가장 널리 인정받는 이론에 따르면 자궁 평활근은 자궁근 줄기세포가 분화하여 생성됩니다. 그런데 자궁근 줄기세포가 유전적 이상이나 허혈, 저산소증 등의 영향으로 인해 과다하게 증식하고 분화하면서 자궁근육 세포들이 과형성됩니다.

이 과정에서 성호르몬과 각종 성장 인자들이 분비되어 과형성에 영향을 미치면서 조직에 작은 근종 병변이 생성되는 것입니다. 작은 근종 병변이 생성되면서 기존의 혈관을 압박하면 혈관 퇴행이 유발됩니다. 그 결과 종양 내부에 일시적으로 무혈관 부위가 형성되면서 이를 보상하기 위해 근종 주변으로 직접적으로 흐르는 신생 혈관의 밀도가 증가하게 됩니다.

즉, 기존 혈관 구조는 먼저 종양으로 인해 퇴행하고 새롭게 만들어진 혈관이 종양을 키우기 시작합니다. 이렇게 신생 혈관이 과다하게 만들어지면 혈액이 종양에 공급되는 과정에서 혈관 내에 흐르는 혈액의 양이 늘어나게 됩니다.

이에 따라 근종 주변에서는 고밀도의 미세 혈관 구조가 발달하게 되고, 이러한 경향은 근종의 크기와 비례합니다. 즉, 근종이 클수록 근종에 연결된 혈관의 수와 저류되어 있는 혈액의 양은 늘어나게 되는 것입니다.

새로 생성된 미세 혈관 내에 고여 있던 혈액은 월경 시의 호르몬 변화, 정신적인 스트레스, 과로 등으로 인해 출혈로 이어지게 됩니다. 여기까지가 자궁근종에 의해 과다월경이나 부정(不定)출혈이 나타나는 기전입니다.

미세 혈관들이 생성된다는 것은 기존 혈관들을 통한 혈액 공급이 원활하지 않다는 점을 역설적으로 보여주는 것입니다. 그래서 자궁근종을 치료하려면 무조건 근종으로 가는 혈류를 차단하기보다는 자궁 내의 혈류의 순환을 원활하게 해 미세 혈관 내에 흐르지 않고 머물러 있는 혈액을 인체의 다른 부위로 보내주면서 기존 혈관의 혈액 공급 기능을 개선하는 것이 필요합니다. 혈액의 원활한 공급은 비정상적으로 생성된 근종 세포의 자연사를 촉진시킬 수 있는 열쇠이기 때문입니다.

그래서 한의학에서는 자궁근종을 혈액이 울결(鬱結)되어 있는 혈울(血鬱)로 봅니다. 혈액 순환을 원활하게 하는 활혈(活血)과 오랫동안 고여 있는 혈을 어혈(瘀血)로 보아 어혈을 풀어주는 소어(消瘀)에 초점을 맞추고 있습니다. 즉, 자궁근종의 생성 기전과 한방 치료 원리가 서로 합치한다는 점을 알 수 있습니다.

근종은 작은 부위의 오류가 신생 혈관의 발달을 통해 커지는 현상입니다. 인체는 오류가 난 부분을 스스로 고칠 수 있는 힘이 있습니다. 자궁근종으로 인해 나타날 수 있는 출혈과 통증을 관리하면서 인체의 자연 치유력이 잘 작용할 수 있도록 도와주는 것이 한방 치료의 원리입니다.

●

한방에서 보는 자궁근종이 생기는 원인

자궁근종이 생기는 원인을 자세히 살펴보면 발병 예방과 재발 방지에 도움이 됩니다. 자궁근종이 진행되어 자궁 크기가 커지면 하복부에 단단한 것이 생깁니다.

그래서 한의학에서는 자궁근종을 징가(癥瘕)라고 합니다. '징'은 모인다는 뜻으로 배 속에 단단한 것이 생겨 눌러보면 손에 만져지는 것이고, '가'는 거짓이라는 뜻으로 배 속에 비록 만져지는 것이 있다고 하더라도 금방 나타났다가도 없어진다는 의미입니다. 한방에서 징가는 혈병(血病)으로 보고, 징가가 생기는 원인을 자궁에 혈액 순환이 정체되어 생기는 혈울로 봅니다.

일반적으로 자궁근종 절제술을 받아도 5년 내 재발률이 60%가 넘습니다. 그 이유는 근종을 떼어낸다고 해서 근종을 만드는 혈울을 유발하는 원인이 사라지지 않았기 때문입니다. 따라서 근종을 생성하는 혈울을 근본적으로 치료하는 것이 자궁근종을 치료하고 재발을 방지하는 데 필수적입니다.

한방에서는 혈울이 생기는 원인을 다음과 같이 보고 치료합니다.

① 과도한 업무나 학업, 가정 내 고민, 금전적 문제 등의 스트레스로 인한 발병

한의학에서는 뇌를 양두로 보고, 자궁을 음두로 봅니다. 뇌와 자궁은 모두 많은 혈을 소모하는 장기로 서로 혈을 주고받는 관계입니다. 그러나 스트레스를 받으면 머리 쪽으로 혈이 많이 올라가게 되고, 잘 내려오지 못합니다. 또, 스트레스로 기체(氣滯) 증상이 생기면 빨대의 양 끝이 막히는 것처럼 목이 막히는 매핵기 증상과 월경불순이 동시에 생기기도 합니다.

스트레스로 인해 자궁의 혈액 순환이 정체되면 혈이 자궁 쪽에서 뭉치는 혈울의 증상이 발생하게 됩니다. 특히 자궁근종의 크기가 갑자기 커지는 것은 스트레스가 원인이 된 경우가 많습니다.

② 습담(濕痰)이 자궁에 쌓이는 경우

습담은 인체에 탁한 수분이 쌓이면서 독성을 띠게 되는 현상으로 수독(水毒)이라고도 합니다. 찬물이나 찬 음료, 기름기 있는 음식으로 인해 하복부에 습담이 쌓이게 되면, 아랫배가 차가워지면서 자궁 내의 혈액 순환 장애로 혈울이 생기게 됩니다.

③ 식적(食積)이 쌓여서 자궁의 운동성을 떨어뜨리는 경우

과식, 폭식, 야식, 소화되기 힘든 밀가루 음식, 기름기 있는 음식 등이 오랜 시간 동안 장에 축적되면 장이 경직되고, 가스가 발생합니다. 이로 인해 장의 운동성이 떨어지면 하복부의 율동성 또한 떨어지게 되면서 자궁 쪽의 혈액 순환도 정체됩니다. 또, 장에 의한 압박 때문에 자궁 자체의 변화 운동도 원활하지 않게 되어 자궁 내에 혈울이 발생합니다.

④ 어혈(瘀血)이 몸속에 생겨서 혈액 순환이 정체되는 경우

어혈이 하복부에 생기게 되면 자궁 쪽의 혈액 공급이 원활하지 않게 되어 혈울이 생길 수 있습니다. 복부의 타박상이나 과격한 운동 등에 의해 하복부에 충격이 와서 어혈이 발생하기도 하고, 매운 음식이나 뜨거운 음식을 즐겨 먹어서 복부 쪽의 소화기에 어혈이 발생하기도 합니다.

임상에서는 직접 충격에 의한 어혈보다는 음식에 의한 어혈을 더 많이 보게 되는데 소화기에 쌓인 어혈은 혀를 통한 설진으로 확인할 수 있습니다. 이렇게 하복부에 어혈이 쌓이게 되면 자궁의 혈액 순환이 정체되면서 혈울이 생기기 시작합니다.

⑤ 생활 습관으로 자궁이 차가워지는 한습(寒濕)

옷차림이 적절치 않거나, 겨울철 산행 등으로 추운 곳에 오래 머물게 되면 하복부가 냉해지면서 자궁 내로 한기가 들어옵니다. 에어컨이 보편화된 요즘에는 지나친 냉방도 한기가 침입하는 원인이 됩니다.

냉기는 발목을 타고 경락을 따라 하복부로 유입됩니다. 하복부에 냉기가 차면 자궁의 혈행이 느려지기 시작합니다. 자궁근종을 비롯한 자궁과 난소 질환이 생기기 쉬운 환경이 조성되는 것입니다. 그래서 옷을 입을 때는 발목과 배를 보온할 수 있도록 따뜻하게 입는 것이 좋습니다.

이처럼 근종의 치료와 재발 방지를 위해서는 생활 습관을 개선하는 것이 중요합니다. 그렇다면 다양한 원인으로 형성된 혈울의 증상을 어떻게 치료해야 할까요.

자궁근종 한방 치료

표(表)와 본(本)을 나누어 치료하는 것은 한방의 기본 치료 원리 중의 하나입니다. 표는 겉으로 드러나는 증상, 본은 속에 내재되어 있는 원인입니다. 나타나는 증상만 따라가서는 원인이 치료가 되지 않고, 원인 치료에만 집중하면 당장의 불편함을 해결하는 데 시간이 너무 오래 걸립니다.

앞서 자궁근종은 한방에서 징가에 해당된다고 말씀드렸습니다. 이를 혈병으로 보고, 발병 원인을 자궁의 혈액 순환이 정체되어 생기는 혈울로 본다고 설명했습니다. 그런데 자궁근종을 치료할 때는 원인 치료뿐만 아니라 당장에 시급한 증상인 출혈과 통증의 치료도 중요합니다.

자궁근종에서 표에 해당하는 증상은 출혈과 통증입니다. 본에 해당하는 원인은 스트레스로 인한 기체 혈울 증상과 습담, 식적, 한습 등으로 인해 복부의 운동성이 떨어져서 오는 혈울로 볼 수 있습니다. 본으로 인해 표의 증상이 유발됩니다.

그렇다고 표와 본의 치료가 두 가지로 완전히 나뉘는 것만은 아닙니다. 표를 치료하면서 본을 치료하는 것이 가능할 때도 있습니다. 단지, 표의 증상이 급하면 치료의 포인트를 급증을 치료하는 데 맞추어야 합니다. 또, 표의 증상이 해결되면 그다음부터는 본을 치료하는 데 집중하는 것이 좋습니다.

한의학에서 치료의 대원칙 중 하나가 '혈이 새는 것을 우선적으로 막아야 한다'입니다. 따라서 자궁근종을 치료할 때는 표증인 자궁근종으로 인한 출혈을 먼저 막고, 출혈이 재발하지 않도록 자궁근종의 본증인 혈울 증상을 치료해야 합니다. 물론, 혈울을 치료하면 출혈도 서서히 낫겠지만, 출혈로 인해 혈이 부족해지면 2차 증상이 생길 수 있으므로 우선적으로 출혈에 대한 관리가 이루어져야 합니다.

자궁근종의 출혈은 신생 혈관이 과도하게 생성된 상황에서 혈관 내에 혈액이 저류되어 있다가 월경 시의 호르몬 변화, 정신적인 스트레스, 과로 등으로 인해 발생합니다. 즉, 팽창되었던 신생 혈관이 어느 시점에서 자극에 의해 손상되면서 출혈이 나타나는 것입니다. 그래서 치료 시에 손상된 혈관을 신속하게 회복하면서 지혈하는 약재가 처방에 포함됩니다.

아울러, 미세 혈관 내에 저류되어 있는 혈액을 인체의 다른 곳으로 보내주어 팽창된 혈관이 줄어들 수 있게 활혈 작용을 하는 약재를 함께 사용합니다. 지혈과 활혈 작용을 통해 출혈을 치료함과 동시에 신생 혈관이 지속적으로 생성되는 것 또한 방지해서 자궁근종이 커지는 것을 막을 수 있습니다. 이처럼 출혈을 치료하는 과정에서 울혈에 의해 과긴장되어 있던 자궁의 근육들의 긴장이 해소되면 통증 또한 완화됩니다.

이렇게 시급한 증상인 출혈과 통증의 치료가 어느 정도 해결되면 동시에 본치, 즉 자궁근종이 생긴 원인을 치료해야 합니다. 현 상태의 자궁근종의 크기와 개수를 줄이면서 재발을 방지하기 위해 자궁근종이 생겼던 근본적인 원인을 제거해나가는 것입니다.

이를 위해 각 체질에 맞춘 원인 치료를 하는데, 치료의 원칙은 해울(解鬱)과 파적(破積)이라고 할 수 있습니다. 뭉쳐져 있는 혈울을 풀어주면서, 근종 조직의 세포 자연사 촉진을 통해 근종이 줄어들거나 소멸될 수 있도록 하는 것입니다.

오적산 가미방, 정기천향탕, 귀출파징탕, 계지복령환 등 아랫배에서 해울과 파적 작용을 통해 자궁근종에 직접 작용하는 처방을 체질과 증상에 맞추어 사용함으로써 좋은 효과를 거둘 수 있습니다. 하복부의 운동을 촉진하고, 혈행을 개선하는 약침 치료도 자궁근종의 원인 치료와 재발 방지에 큰 도움이 됩니다.

다시 말씀드리자면 출혈과 통증에 초점을 맞춘 표치와 자궁근종의 크기와 개수를 줄이면서 재발을 방지하는 본치를 순서대로 또는 동시에 진행하는 것이 한방 치료의 핵심입니다. 이러한 치료 방법을 통해서, 대표적인 일곱 가지 유형의 자궁근종 환자분들을 치료할 수 있었습니다.

자궁근종 내원 환자분들의 일곱 가지 유형

① 40대 중반 여성

자궁근종이 최근 6개월 사이에 급격하게 성장(4.5cm → 10cm). 부정출혈 있음. 배란기 전후와 생리 전후에 조금씩 출혈을 함. 자궁선근증과 자궁내막증도 같이 진단받음. 산부인과에서 자궁적출 수술을 권유받은 상황.

② 30대 중반 미혼 여성(내년에 결혼 계획이 있음)

2년 전에 자궁근종 하나가 9cm까지 커져서 자궁근종 절제술을 통해 자궁근종 제거. 현재 근종 하나가 4cm 정도로 자람. 2~3cm의 작은 근종이 2개 더 있음.

결혼 후 바로 임신을 계획 중이어서 더 이상의 수술이 부담됨.

근종이 줄어들거나 최소한 커지지 않도록 임신할 때까지 관리하길 바람. 부정출혈은 없으나 생리량이 많은 편으로 생리 전후에 피로감을 많이 느낌.

③ 40대 후반 여성(자궁근종, 자궁선근증으로 내원)

생리통이 심한 편. 생리 3~4일 전부터 아랫배와 허리에 극심한 통증으로 잠을 못 잘 정도이고 진통제도 잘 듣지 않는 상황. 생리량이 과다하고 부정출혈을 동반함. 출혈 과다로 인한 두통, 어지럼증, 가슴 두근거림, 피로감 등의 2차 증상 동반. 자궁적출 수술을 고민 중.

④ 40대 중반 여성(자궁 점막하 근종으로 인한 과다 출혈로 내원)

규칙성 없는 부정출혈, 월경량 과다. 생리통이 심하지는 않음. 직장에서 스트레스를 받거나 출장 등으로 피곤하면 출혈이 시작됨. 출혈 과다로 인해 얼굴이 누렇게 뜨고, 소화불량 증상이 심하게 나타남. 피임약 복용 통해 월경을 오지 않는 치료를 시도하였으나 갑작스러운 과다 출혈로 인해 호르몬 요법을 중지. 지혈을 통해 출혈을 방지하는 것이 급선무인 상황.

⑤ 30대 후반 여성(미혼)

자궁근종이 커지면서 요통, 골반통, 방광의 압박의 증상이 나타남. 항상 아랫배가 묵직하고 당기는 느낌, 생리통이 심한 편. 자궁근종 큰 것이 10cm, 작은 것이 3~4cm로 여러 개 있는 상황. 작년에 근종 하나를 하이푸 시술로 제거했는데, 다른 하나가 커진 상황. 다행히 부정출혈이나 과다월경의 증상은 아직 없음. 급격하게 성장하고 있는 자궁근종을 치료하기를 원함.

⑥ 30대 후반 여성

우측 난소낭종 7.5cm와 자궁근종 4.5cm 동반. 부정출혈이나 월경과다는 없음. 평소에 우측 하복부에 당기는듯한 통증. 생리 전과 생리 시에 통증이 심함. 난소낭종과 자궁근종을 동시에 치료해야 하는 상황.

⑦ 40대 중반 여성

다발성 자궁근종으로 1~2.5cm 사이의 근종 7개가 관찰됨. 정신적인 스트레스 후에 갈색 출혈이 생기기 시작. 생리량이 많아지면서, 생리 주기가 짧아져서 한 달에 2번 생리를 해서 걱정되어 내원함. 생리 시에 밑이 빠지는 느낌이 있었음. 출혈이 생긴 다음부터 심한 피로감과 함께 얼굴색이 누렇게 되어 주변에서 걱정하는 소리를 많이 들음.

※ 이처럼 자궁근종을 치료하기 위해 내원하시는 분들은 병증의 양상과 치료 이력이 매우 다양합니다. 자궁근종이 단독으로 문제가 되는 경우도 있는 반면 다른 자궁 질환이나 난소 질환이 함께 있는 경우도 많

습니다.

통증이나 출혈이 당장의 큰 문제가 되는 분도 계시고, 자궁근종의 성장
속도가 갑자기 빨라져서 오시는 분도 계십니다. 또, 통증이나 출혈, 출
혈에 의한 2차적 증상 등이 각 개인에 따라 다양하게 나타났습니다. 이
렇게 복잡한 양상으로 나타나는 자궁근종도 원인을 파악해서 하나씩
풀어나가면 좋은 치료 효과를 거둘 수 있습니다.

자궁근종의 출혈과 통증 때문에 자궁적출 수술을 고려한다거나
임신을 준비하는 데 자궁근종이 걱정되는 분들이 계신다면 증상
과 원인을 함께 해결하는 한방으로 치료하길 진심으로 권해드립
니다.

자궁근종 과다 출혈로 나타나는 여러 증상들

자궁근종으로 내원하는 분들을 진찰하다 보면 근종 자체가 주
는 통증보다 출혈로 인해 2차적으로 나타나는 증상 때문에 더 고
생인 분들을 많이 뵙게 됩니다. 이런 경우에는 우선 출혈을 지혈
하는 치료를 먼저 진행하는데 출혈만 없어지거나 줄어들어도 많
은 증상들이 개선되는 것을 봅니다.

출혈 과다로 인해 머리부터 발끝까지 나타나는 증상들을 두루 알면, 내 몸에 나타나고 있는 불편한 증상들을 하나하나 별개로 고칠 것이 아니라, 자궁근종의 출혈 증상 개선을 통해 동시에 치료할 수 있다는 점을 알 수 있습니다.

먼저 머리에 나타날 수 있는 증상입니다. 출혈로 인해 실혈(失血)이 많아지면 뇌로 가는 혈류량이 감소하게 되고 어지럼증과 두통이 생깁니다. 어지럼증과 두통이 심해지면 울렁거림이나 구토 증상이 나타날 수도 있습니다.

조금 아래로 내려오면 눈이 침침해지거나 귀가 먹먹하게 잘 안 들리는 현상도 생깁니다. 눈은 간에서 혈을 받아야 잘 볼 수 있고, 귀도 혈을 공급받아야 잘 들릴 수 있습니다. 혈이 부족하면 이목의 기능이 떨어지게 됩니다.

그다음에는 입이 잘 마르고 입술이 건조해져서 벗겨지는 증상이 생깁니다. 출혈로 인해 혈액 손실이 심하면 입술의 색이 핏기가 없고 하얗게 되는 현상이 나타날 수도 있습니다. 얼굴의 전체적인 색은 양분을 받지 못해 시들한 잎사귀의 색을 연상하시면 됩니다. 이를 위축되어 누런색을 띠고 있다는 의미로 '위황(萎黃)하다'는 표현을 씁니다.

이번에는 가슴입니다. 줄어든 혈액으로 전신에 혈액 순환을 시켜야 하니 심장에 과부하가 생깁니다. 가슴이 뻐근하거나 갑자기 두근거리는 심계 증상이 나타날 수 있습니다.

위장을 비롯한 소화기는 어떨까요? 혈액량이 부족하면 위와 장에서 분비되는 소화액도 줄어들게 되겠지요. 여기에 근육으로 이루어진 소화기가 혈액 공급을 잘 받지 못하니 운동성이 감소합니다. 음식물이 잘 내려가지 못해 답답하고 더부룩하고, 잘 체하게 됩니다. 장이 건조해지고 활발히 움직이지 못하면 변비도 나타날 수 있습니다.

팔과 다리로 가보겠습니다. 혈액량이 줄어들고 혈액 순환이 원활하지 않으면 손발이 저릴 수 있습니다. 다리 쪽에는 근육이 갑자기 경직되는 쥐가 나는 증상이 자주 발생합니다. 쥐가 나는 증상은 자는 동안 다리가 추워지면 더 심해집니다. 손발이 차가운 냉증도 생깁니다.

이제 전신 증상을 살펴볼까요? 출혈로 인한 실혈이 계속되면 피로감이 쉽게 옵니다. 피곤하고 몸이 무겁고 숨이 차기도 합니다. 추위에도 약해지고 더위에도 약해집니다. 외부 환경에 적응하는 힘이 떨어지기 때문입니다.

자궁근종의 출혈 과다로 인해 나타날 수 있는 다양한 증상들을 살펴보았습니다. 실혈로 인한 증상들은 전신적으로 다양하게 나타나지만, 지혈하고 행혈하는 치료를 통해 자궁근종의 출혈이 멈추면 앞서 나열한 증상들이 동시에 해결되기 시작합니다. 나타나는 증상이 복잡하고 몸이 힘들다고 걱정 마시길 바랍니다. 원칙에 따라 원인을 치료하면 빨리 회복할 수 있기 때문입니다.

자궁근종에 조심해야 할 음식

이번에는 자궁근종에 음식 관리가 왜 중요한지, 구체적으로 어떤 음식을 조심해야 하는지 알아보겠습니다. 사람의 배 속에서 일어나는 운동을 비유를 통해 설명해보겠습니다. 한의학에서는 오장을 간장·심장·비장·폐장·신장으로, 육부를 위장·소장·대장·담·방광·삼초로, 여기에 기항지부라 해서 특수한 장부로 포(자궁)를 명시해놓았습니다.

심장과 폐는 순환기로 심장의 박동은 1분에 70회 내외, 호흡을 주관하는 폐는 줄어들었다 폈다 하는 호흡 운동을 12회 이상의 속도로 합니다. 간은 피를 통해 영양소를 공급하고 독소를 해독하며 대사 작용을 하며 리듬을 타고 줄어들었다가 커졌다가 하는 운동을 하고요. 한의학에서 비장은 위장을 말발굽 모양으로 둘러싸 소화기를 운동시키는 힘을 상징합니다. 신장은 수액 대사를 담당하는데 혈액과 체액이 끊임없이 출입하는 곳이지요.

오장이 운동성을 가지고 있다면, 육부는 그 운동성을 통해 물질을 운반합니다. 씹어 먹는 식(食)에 해당하는 것들은 입을 통해 결국 대변으로 배출되고, 마시는 음(飮)에 해당하는 수분은 방광을 걸쳐 소변으로 배출됩니다. 육부가 섭취와 배설이 가능한 것은 입을 통해 들어간 음식이 오장의 운동을 통해 일정 속도로 내려가기 때문입니다.

이 같은 인체의 대사 과정은 컨베이어 벨트를 통해 제품이 완성되는 것에 비유할 수 있습니다. 오장의 운동성은 컨베이어 벨트를 돌리는 톱니바퀴의 운동으로, 육부를 지나가는 음식은 컨베이어 벨트 위를 지나가는 제품이라고 생각하시면 되겠습니다.

돌아가는 속도가 저마다 다른 톱니바퀴가 맞물려 돌아가면서 컨베이어 벨트를 움직이는데 갑자기 제품이 쏟아져 들어오거나 불량품이 유입되어 라인 전체에 영향을 주면 컨베이어 벨트의 기능이 저하되거나 아예 마비될 수 있습니다. 일정하게 돌아가야 하는 컨베이어 벨트에 과부하가 생기면, 그 컨베이어 벨트를 움직이던 톱니바퀴와 그에 연결된 모터들이 고장 나기 시작합니다.

과한 음식이나 안 좋은 음식이 오장의 기능을 저하한다는 말씀을 드리고 싶어서 설명이 길어졌습니다. 여기까지 말씀드리면, '음식이 오장육부의 기능을 떨어뜨릴 수 있다는데 자궁에는 어떤 식으로 작용하는 걸까'란 의문이 생길 것입니다.

우선, 자궁이 어떤 운동을 하는지 살펴볼까요? 아시다시피 자궁은 월경으로 대표되는 정기적인 변화를 합니다. 월(月)은 말 그대로 달이 변화하는 한 달 주기로 변한다는 말이겠지요? 심장이 초 단위 운동을 반복하고, 다른 장부들도 다 일정 시간에 걸쳐 주기적인 운동을 한다면 자궁의 운동 주기는 한 달입니다. 자궁도 컨베이어 벨트를 움직이는 톱니바퀴 중 하나라는 것이지요.

그런데, 자궁과 가장 가까이 맞물려 있는 톱니바퀴는 위장입니다. 『동의보감』에서는 '포(胞)-위(胃)'라고 하여 자궁과 위장은 서로 상통되는 장부로 나타나 있습니다.

즉, 음식 문제가 전체의 운동에 영향을 주는데, 당연히 1번 충격은 위로 가고, 그 충격을 바로 나누어 갖는 장부가 상통관계인 자궁이라는 점을 말씀드리고 싶습니다.

여기서 자꾸 운동이라는 단어를 말씀드린 것은 자궁근종이 생기는 이유가 자궁의 운동성이 떨어지는 것과 밀접한 관계가 있기 때문입니다. 자궁근종이 생기는 가장 큰 원인은 앞서도 여러 번 말씀드렸던 혈울입니다. 혈울 즉, 혈행이 정체되어 피가 몰려 있게 되는 원인은 자궁의 운동성이 떨어졌기 때문입니다.

안 좋은 음식으로 인해 자궁의 운동성이 떨어져 혈울이 더 심해지고, 자궁근종이 생기는 데 영향을 준다면, 어떤 음식을 조심해야 자궁근종이 생기는 것을 예방하거나 진행되는 것을 늦출 수 있을까요?

첫 번째로 밀가루 음식에 대해 말씀드리고 싶습니다. 밀가루 음식에는 빵, 면 종류 등이 있을 텐데 밀가루 음식 자체가 모두 나쁘다는 의미는 아닙니다. 우리나라에서는 밀가루를 대부분 수입하기에 수입 과정에서 걸리는 시간이 길어지면서 밀가루 품질이 본래보다 떨어지게 됩니다.

또, 밀가루 음식은 주식보다는 간식으로 먹는 경우가 많아 가공을 많이 거칩니다. 밀가루 음식이 배 속에 들어가 소화가 되지 못하면, 가스도 많이 발생하고, 장의 운동성을 떨어뜨립니다. 도배할 때 밀가루 풀로 벽지를 붙였던 것을 생각해보시면, 밀가루가 배 속에서 강한 점착성으로 인해 장벽에 달라붙는 모습을 연상하실 수 있을 거예요.

결국 장이 운동하는 데 힘들어지면 오장은 물론 자궁까지 톱니바퀴처럼 돌아가는 움직임이 멈추게 되겠지요. 그러니 밀가루 음식을 될 수 있으면 안 먹으면 좋겠습니다만, 한칼에 끊는 게 쉽지는 않습니다. 일주일에 단위로 밀가루 음식 먹는 횟수를 조절해나가며 서서히 줄여가시길 바랍니다.

두 번째는 구황작물로 감자, 고구마, 옥수수, 메밀 등의 음식입니다. 구황작물은 주로 고산 지대에 사는 사람들이 먹는 음식들로 거친 환경에서 살기 위해 느리게 소화가 되고 속을 든든하게 만들어주는 음식들이라 배 속에서 잘 내려가지 않습니다. 얼핏 생각하면 건강식품이지만, 장의 운동성을 떨어뜨리는 음식임에도 틀림이 없습니다.

세 번째는 찬 음료입니다. 찬물이나 찬 음료는 배 속 온도를 떨어뜨려서 복부의 모든 장기의 운동성을 저해합니다. 또, 흡수되는 시간도 오래 걸리게 됩니다. 이로 인해 소화되지 못하는 물은 위와 장에 머물게 되면서 수독(水毒)이 되어 몸 전반에 걸쳐 병증을 유발하게 됩니다.

특히, '얼죽아(얼어 죽어도 아이스 아메리카노)'라는 신조어를 탄생시킬 정도로 많은 사람이 즐기는 아이스 아메리카노 커피는 독특한 효과를 냅니다. 하복부의 혈울로 인해 자궁근종이 커지고 있는 상황에서 아이스 아메리카노가 지니는 강력한 복부 냉각 효과는 독이 될 수 있습니다. 복부가 차가워지면 혈류가 느려지면서, 자궁근종이 커지는 원인인 신생 혈관의 혈류 정체가 가중될 수밖에 없기 때문입니다.

여기에 자궁근종이 에스트로겐 의존성 질환이라는 점을 생각한다면 한 가지 더 고려해야 할 것이 있습니다. 카페인이 여성호르몬인 에스트로겐의 수치를 상승시킨다는 연구 결과가 있기 때문입니다. 커피는 물론 녹차나 탄산음료 등 다른 카페인 함유 음료를 마셨을 경우에도 인종에 관계없이 모두 혈중 에스트로겐 수치가 높아지는 것으로 조사되었습니다.

물론 카페인이 든 음료를 무조건 마시지 말라는 의미가 아니라, 에스트로겐 수치의 증가가 카페인 섭취량과 관련이 있으니 적정량을 지키는 것이 중요하다는 조사 결과였습니다. 이는 자궁내막증식증이나 자궁선근증 등 에스트로겐 의존성 질환 전반에 모두 해당하는 조사 결과라고 할 수 있겠습니다.

네 번째는 생야채입니다. 싱싱한 생야채는 건강식품이기도 하지만, 지나치게 많이 섭취한다면 배를 냉하게 만듭니다. 『동의보감』에는 "생야채에는 채독이 있기 때문에 양기를 떨어뜨린다"라고 되어 있습니다. 그러니 생야채는 될 수 있으면 살짝 데치거나 볶거나 삶아서 채독을 제거하고 먹는 것이 몸에 이롭습니다.

요약해서 말씀드리면, 자궁의 운동성은 오장육부의 운동성과 연결되어 있고, 오장육부의 운동성은 음식에 의해 많이 좌우됩니다. 따라서 자궁의 운동성이 떨어지지 않게 음식을 조심하는 것은 자궁근종을 비롯한 여성 질환의 예방과 치료에 있어 중요한 역할을 합니다. 여기서 언급한 음식들을 조심하여 자궁 건강 관리에 도움이 되길 바랍니다.

자궁근종 절제술 후유증과 치료

자궁근종은 여성의 자궁에 발생하는 흔한 양성 종양입니다. 대부분 증상이 없지만, 증상이 발생했을 때는 상당히 커져 있는 경우가 많습니다. 수술을 하지 않고 한방으로 치료와 관리를 하면 좋지만, 크기나 위치가 임신에 방해가 될 때와 출혈량이 지나치게 많을 때는 자궁근종 절제술을 시행하기도 합니다. 문제는 근종 절제술 후에도 통증이나 출혈의 후유증이 생길 수 있으며 5년 내의 재발률이 60%를 넘는다는 점입니다.

이번 절에서는 자궁근종 절제술 후의 후유증 치료 2단계와 재발 방지에 대해 말씀드리려고 합니다. 우선, 자궁근종 절제술 직후에 발생할 수 있는 증상에 대해 알아보겠습니다. 수술 후부터 추웠다가 더웠다가 하고, 몸에 오한이 생겨서 감기라고 생각하고 감기약을 먹어봐도 크게 효과가 없습니다. 괜찮다가도 피로하거나 스트레스를 받으면 바로 악화되기도 합니다.

사람에 따라 갈증이 나는 증상, 울렁거리는 구역감, 가래가 끓는 증상, 수술 부위가 따끔거리고 아픈 증상, 설사 등이 함께 나타납니다. 이런 증상이 생기는 이유는 근종을 절제한 수술 부위가 잘 아물지 못하고 벌어진 부위에 계속 염증 반응이 생겨서 나타나는 현상들이라고 할 수 있습니다.

두 번째로, 이러한 염증 반응은 없어졌는데, 부정출혈이 지속되는 경우가 있습니다. 자궁내막 조직은 한 달에 한 번씩 증식과 탈락을 하는 변화하는 조직입니다. 자궁내막에 상처가 나면 다른 조직보다 상처가 벌어지면서 출혈이 발생하기 쉽고, 지혈이 잘 되지 않을 수 있습니다.

배란기 등의 호르몬의 변화에 의한 자극에서 출혈이 발생할 수도 있고, 월경이 끝난 후에도 벌어진 틈으로 지속적으로 출혈이 발생할 수 있습니다. 간혹, 수술 부위의 염증 반응으로 인해 출혈과 농이 섞여 나오는 경우를 보기도 합니다. 때로는 수술 후에 아랫배의 통증을 동반하기도 하는데, 겉은 낫고 속은 낫지 않은 증상이라고 할 수 있습니다.

그래서 2단계에서는 수술 후에 아물지 못한 부위를 빨리 아물게 해주는 치료를 합니다. 수술 부위에 생긴 농을 배출하고, 새살을 빨리 돋게 해주는 가미십전탕, 팔물탕 가감, 십전대보탕 등의 배농생기(排膿生肌) 해주는 처방을 사용합니다.

수술 후유증에 대한 치료가 끝나면, 자궁근종의 재발 방지를 위한 치료가 필요합니다. 일본의 한 대학병원 산부인과에서 실시한 연구 결과에 따르면, 자궁근종 절제술 시행 후 5년 내의 누적 재발률이 60%가 넘는 것으로 나타났습니다.

자궁근종은 체질, 과도한 스트레스, 잘못된 음식 섭취, 내분비체계의 불균형 등 여러 영향이 자궁에 영향을 주어 나타나는 결과물입니다. 근종이라는 결과물을 떼어낸다고 해서 근종이 생겼던 자궁의 상태가 개선된 것은 아닙니다. 그래서 '자궁 관리'가 필요합니다. 자궁근종을 유발했던 원인을 찾아서 이를 해결해주어야 근종의 재발을 막을 수 있습니다.

자궁근종이 생기는 원인은 기체, 한습, 수독, 혈울 등으로 다양합니다. 어떤 원인이 자궁근종을 유발하였는지를 자세하게 살펴보고 이에 맞추어 치료를 하면 자궁근종이 재발하는 것을 예방할 수 있습니다. 여러 가지 사정으로 피치 못해서 자궁근종 절제술을 받았다면 후유증을 치료하여 자궁내막에 미치는 영향을 최소화하고, 자궁근종의 재발을 방지하는 치료를 꼭 받는 것이 좋습니다.
특히, 임신을 염두에 두고, 자궁근종 절제술을 받았다면, 수술이
끝이 아니라 임신 준비의 시작이라고 생각하는 것이 좋습니다.

자궁선근증

●

자궁선근증이란?

자궁선근증이란 자궁근층으로 자궁내막 조직, 선 조직이 침범하여 자궁근층 내의 성장을 촉진하여 근층이 비후되어 자궁이 일부 또는 전체적으로 커지는 질환입니다.

자궁내막 조직은 생리 주기에 따라서 혈관의 변형과 생성이 일어나는 조직인데 이 조직이 자궁근층 내로 들어가 비정상적인 성장을 하면 근층의 정상적인 조직이 변형되고 손상되며, 혈관이 새로 생성되어 자궁근층 내로 혈류량이 늘어나게 됩니다. 혈류량이 늘어나면 혈관이 부풀어서 언제라도 출혈이 일어날 수 있는 상황이 됩니다.

침범된 자궁근층의 조직은 상처와 수복 과정을 거치면서 점차 섬유화되어 자궁의 정상적인 근육 운동에 지장을 주어 통증을 유발하게 됩니다. 자궁선근증의 발생 요인은 수술에 의한 상처나 유산, 출산 등으로 인해 손상된 근층으로 자궁내막이 침범하여 생긴다고 보고 있으나 정확한 발병 원인이 완전히 밝혀지진 않았습니다. 우리나라 여성의 10~18% 정도에서 발생한다고 하는데, 그중 일부에서 자궁선근증의 증상이 발현됩니다.

자궁선근증의 대표적인 증상은 출혈과 생리통, 성교통 등의 통증입니다. 과다 출혈로 두통, 메스꺼움, 어지럼증 등의 2차 증상을 유발할 수 있습니다.

●
자궁선근증 양방 치료의 문제점과 한방 치료

자궁선근증에 대한 양방의 치료법은 경구피임약, 미레나 등의 호르몬 요법과 하이푸, 자궁적출 수술 등의 수술적 요법이 있습니다. 호르몬 요법은 당장의 증상을 완화하는 데는 효과적이지만, 근본적인 치료는 하지 못하고, 수술은 그 후유증이 만만치 않습니다. 또, 임신을 계획하고 있는 분이라면 호르몬 요법이나 수술적 요법이 임신에 영향을 줄 수 있으므로 다른 치료법을 찾아야 합니다.

자궁선근증은 자궁근층과 자궁내막에 물리적, 화학적 영향을 주어 난임의 확률을 높입니다. 자궁근층의 손상으로 자궁의 정상적인 연동 운동을 상실하여 정자나 배아세포의 수송에 장애가 생기기 때문입니다. 또한 자궁내막에 염증 반응이 생기면 자궁 내의 산도를 변화시켜 임신 초기에 수정체의 생존확률이 떨어집니다.

아울러 인테그린(자궁내막에 수정체가 착상하게 하는 물질)의 분비가 떨어져 임신에 악영향을 줍니다. 위의 문제를 최소화하여 자궁 내의 환경을 임신에 유리하게 만들어주는 것이 한방 치료의 목표입니다.

자궁선근증의 가장 큰 문제는 통증과 출혈입니다. 심한 통증과 과다한 출혈은 환자로 하여금 자궁적출 수술을 심각하게 고민하는 단계에까지 이르게 합니다.

그런데 반대로 한방 치료를 통해 통증과 출혈이 충분히 치료되고 관리된다면 굳이 힘든 선택을 하지 않아도 되리라 생각합니다. 이제 자궁선근증으로 내원하는 분들의 대표적인 다섯 가지 유형을 살펴보면서 이에 대한 한방 치료를 어떻게 진행하는지 소개하겠습니다.

자궁선근증 내원 환자분들의 다섯 가지 유형

① **46세 여성**(자궁선근증 50~55mm로 진단)

갑작스러운 대량의 부정출혈이 2회 정도 있었고, 월경과다 증상. 생리통은 심하지 않은 편이며 소화불량 증상, 피로함과 무력감, 어지럼증, 두통 등을 동반.

② **51세 여성**(자궁선근증 70mm로 진단)

월경량 과다, 부정출혈은 없음. 생리통이 심한 편, 자궁용적 증가로 아랫배에 단단하게 자궁이 촉진됨. 평소에 배가 찌르듯이 자주 아픔. 허리가 당기고 아프며 소화가 잘 되지 않음.

③ **52세 여성**(자궁선근증 55mm 정도)

출혈이 심한 편, 미레나 치료 중이나 출혈이 잘 조절되지 않음. 출혈이 과다해서 발열 증상으로 인해 얼굴이 항상 붉어짐. 질염 자주 발생. 자궁적출 수술 권유받았으나 폐경이 될 나이가 얼마 남지 않아 출혈에 대한 치료를 원함.

④ **40대 후반 여성**(자궁근종과 자궁선근증으로 내원)

생리통, 배란통 등으로 한 달에 편한 날이 일주일 정도라고 함. 특히, 생리통이 심한 편. 생리 3~4일 전부터 아랫배와 허리에 극심한 통증. 진통제가 잘 듣지 않는 상황. 통증으로 잠을 못 잘 정도라고 호소. 생리량이 과다하고 부정출혈을 동반.

⑤ **30대 중반 여성**(신혼 · 자궁선근증 초기 증상, 30mm로 진단)

　　자궁선근증 초기로 출혈이나 통증이 심한 편은 아니었으나 임신이 지체되고 있는 상황. 2번의 계류 유산이 연속으로 있어서 임신에 대한 걱정이 많음. 자궁선근증을 치료와 자궁의 상태를 개선하는 것을 목표로 치료.

　　앞서 말씀드린 예에서 볼 수 있듯이 자궁선근증이 심해지면 출혈과 통증을 유발합니다. 자궁근종이나 자궁내막증, 자궁내막증식증 등에서도 같은 증상을 보이지만, 자궁선근증으로 인한 출혈이 가장 심한 양상을 보입니다. 갑자기 쏟아지는 듯한 하혈로 인해 응급실을 다녀오시는 분들도 많습니다.

　　또, 자궁선근증은 자궁근층과 자궁내막에 물리적, 화학적 영향을 주어 난임의 확률을 높입니다. 원활한 임신을 위해서는 자궁선근증을 치료하는 것이 필수적입니다.

　　제가 생각하는 자궁선근증의 치료 목표는 크게 두 가지입니다. 첫 번째는 자궁선근증으로 인해 발생하는 출혈의 치료와 관리입니다. 두 번째는 자궁선근증으로 인한 통증의 치료와 비대해진 자궁의 크기를 줄이는 것입니다. 물론, 두 가지 목표를 위한 치료는 따로 떨어져 있는 것이 아니라 동시에 진행되어야 합니다.

다만, 어느 쪽의 목표를 더 크게 할 것인가는 상황에 따라 달라질 수 있습니다. 가령, 출혈이 심하다면 우선적으로 급증인 출혈의 치료를 목표로 해야 할 것입니다. 출혈이 완화되어 크게 문제가 되지 않는다면 통증과 두꺼워진 자궁근층의 크기를 줄이는 치료에 더 큰 비중을 두어야 합니다. 이러한 과정을 통해서 근본적인 치료가 되어야 다시 출혈이 심해지는 상황을 예방할 수 있기 때문입니다.

자궁선근증 출혈의 한방 치료

자궁선근증으로 자궁벽이 두꺼워진다는 것은 이상 조직의 증식이 이루어지고 있다는 의미입니다. 이 과정에서 생성된 수많은 신생 미세 혈관 내에 저류되어 있던 혈액이 여러 자극으로 인해 갑작스러운 대량 출혈을 유발합니다.

자궁선근증에서 나타나는 출혈은 대량 출혈에 이어 지속적으로 소량의 출혈이 멈추지 않고 계속 새어 나오는 양상으로 이어집니다. 출혈량이 많아서 출혈로 인한 2차 증상인 어지럼증, 두통, 구역감, 피로감으로 이어지고 심한 경우는 출혈 과다로 인한 응급 증상이 발생할 수도 있습니다. 이러한 증상은 한의학의 붕루에 해당합니다. 『동의보감』에서는 붕루를 혈이 손실되는 급증(急症)으로 보고 시급하게 치료해야 한다고 하였습니다.

　자궁선근증의 출혈로 고생하시는 분들을 보면 생리가 끝난 후에도 조금씩 자주 출혈되는 분들도 있고, 생리가 끝나고 2주도 안 되었는데 갑자기 다량 출혈을 일으키는 분들도 있습니다. 붕루의 양상은 자궁선근증의 출혈 양상과 일치합니다. 붕루 치료의 원칙은 무엇보다 지혈입니다.

　그러나 무조건 피를 멈추게 하는 지혈에 초점을 맞출 것이 아니라 미세 혈관 내에 있는 피가 그 자리에 머물러서 어혈이 되는 일이 없도록 행혈하는 치료를 동시에 합니다. 한의학에서는 붕루의 원인을 체질과 증상에 따라 다음과 같이 보고 각각의 치료법을 제시해놓았습니다.

① 비위(脾胃)가 허약한 경우입니다.

　비위가 허약하여 기운이 부족하면 혈이 밑으로 처져서 잘 오르지 못하게 됩니다. 생리가 끝난 후에도 출혈이 멈추지 않고, 조금씩 계속되는 양상을 보입니다.

　주로 소화기 증상을 동반하며, 피로를 쉽게 느끼고, 식욕이 줄어들고, 어지러움을 호소합니다. 비위를 보하고 혈을 끌어 올리는 익위승양탕, 보중익기탕 등의 처방을 사용하고, 배를 따뜻하게 하는 약침 치료를 병행합니다.

② 스트레스로 인하여 출혈이 생기는 경우입니다.

극심한 스트레스로 인해 갑자기 출혈이 생기는 경우로 출혈량이 많은 경향을 보이며 갑작스러운 다량 출혈로 인해 어지럼증, 구역감 등의 빈혈 증상이 나타나게 됩니다. 심화를 꺼주고, 기의 울체를 풀어주며, 혈을 보하는 소요산, 가미귀비탕, 온경탕 등의 처방을 사용하고, 기를 순환시키는 약침 치료를 병행합니다.

③ 음허화동(陰虛火動)의 경우입니다.

평소에 신장이 약한 체질의 경우에 발생하는데 신수(腎水)가 부족하여 생긴 허열로 인해 자궁 쪽의 혈관이 충혈된 상태로 있다가 육체적, 정신적 과로로 인해 유발됩니다. 계절적으로 여름에 다발하는 특징이 있고, 출혈량이 많고, 지속되는 경향이 있습니다. 신수를 보하고 화를 가라앉혀주는 신기탕, 육미지황탕 등의 처방과 신장의 기능을 올려주는 약침 치료를 병행합니다.

④ 습열(濕熱)로 인한 경우입니다.

기름진 음식, 음주 등 체내에서 열을 많이 발생시키는 음식을 많이 먹으면, 하복부에 열이 많이 쌓여 자궁까지 영향을 미치게 되어 어느 순간 부정출혈이 발생하게 됩니다. 이런 경우 장 출혈이나 치질로 인한 혈변을 동반하기도 합니다. 무엇보다 식단 조절을 통해 담백한 음식을 섭취하고, 운동을 병행하는 것이 좋습니다. 청열사습탕, 도씨평위산 등 습열을 조정하는 처방과 약침 치료를 병행합니다.

⑤ 혈과(血科)의 경우입니다.

혈(血)에 관련된 문제가 잘 생기는 체질로 혈과는 혈이 새는 것이 주된 병의 요인이 됩니다. 즉, 혈관이 약하여 쉽게 출혈이 일어나는 체질로 자궁을 비롯한 생식기의 혈관도 약한 편입니다.

혈과의 부정출혈에는 사물탕 계통의 처방을 사용하여 혈액 순환을 좋게 하고, 혈관을 튼튼하게 하는 치료법을 사용합니다. 이렇게 출혈이 멈추면 그다음 단계인 통증을 치료하고 비대해진 자궁벽을 줄이는 치료에 초점을 맞춥니다.

자궁선근증 통증의 한방 치료

출혈을 치료하는 과정에서 자궁근층에 몰려 있던 혈액이 흩어지면 통증이 감소하고 두꺼워져 있던 자궁벽의 사이즈도 함께 줄어듭니다. 자궁선근증은 자궁이 하복부에서 촉진되므로, 쌓여서 모인다는 의미로 적취(積聚)라고 합니다. 그중에서도 혈이 뭉쳐 있는 혈적(血積)으로 볼 수 있습니다.

출혈을 치료하는 과정에서 행혈을 통해 혈이 뭉쳐 있던 것이 어느 정도 해소되므로 자궁근층의 두께가 감소합니다. 이러한 바탕 위에 2단계에는 더 나가서 자궁의 순환을 촉진해서 기체혈어의 병적인 상태를 해소하는 데 초점을 맞춥니다.

보다 강한 행혈(行血), 행기(行氣), 소어(消瘀)의 약재 배합을 통해 자궁근층의 크기가 줄어들면 실제로 아랫배에 단단하게 촉진되던 부위가 점점 부드러워지고 줄어드는 것을 볼 수 있습니다. 제 경험상 이러한 변화는 비교적 빠른 시일 내에 나타나기 때문에 많은 환자분들에게 치료 효과에 대한 신뢰로 이어지는 것을 확인했습니다.

치료 목표를 출혈 관리와 통증 치료 2단계로 세우고, 급한 치료부터 시작해서 근본 치료까지 순차적으로 진행하면 자궁선근증을 치료할 수 있습니다. 자궁선근증으로 인한 출혈과 통증으로 자궁적출 수술을 고려하기도 합니다. 그러나 출혈과 통증을 잘 관리하면서 자궁선근증의 원인을 치료하면 충분히 폐경까지 큰 문제 없이 지내실 수 있습니다.

아랫배에 단단한 것이 만져진다면

자궁선근증 환자분들은 주로 부정출혈이나 월경과다와 함께 심한 생리통 때문에 내원하게 되는데, 상세한 진찰을 위해 복진을 합니다. 환자분을 눕혀놓고 아랫배를 눌러보면 작게는 배꼽 아래 4~5cm 지점의 자궁에 해당하는 부위가 단단하게 만져지고, 크게는 배꼽 아래에서부터 시작해서 하복부 전체가 접시를 엎어놓은 것처럼 단단하면서 불룩하게 솟아 있는 때도 있습니다. 누르면 통증을 많이 느끼고 몹시 고통스러워합니다. 눌렀을 때 단단할수록 생리통과 출혈의 증상이 심한 경향이 있습니다.

이런 경우에 영상 진단의 결과를 보면 자궁벽의 두께가 5cm 이상부터 10cm를 초과할 정도로 두꺼워져 자궁의 크기가 전체적으로 커져 있게 됩니다. 한의학에서는 이렇게 자궁이 커져서 아랫배에 단단하게 만져지는 것이 있는 것을 종괴, 적취, 징가 등의 여러 가지 이름으로 부릅니다.

한편, 『동의보감』을 계속 읽다 보면 재미있는 말이 나옵니다. "~이렇게 여러 가지 명칭으로 부르지만 실상은 모두 사혈(死血)에 의한 것이다"라고 할 때 사혈이란 어떤 상황을 의미할까요? 글자 그대로 보면 '죽어 있는 피'라고 할 수도 있지만, 사혈은 '혈관 내에 정체되어 오지도 가지도 못하는 피'를 의미합니다. 피가 제대로 돌지 못하고 혈관 내에 정체되어 저류되어 있는 상황입니다.

여기서 혈관은 정상적인 동맥이나 정맥이 아닌 '락맥'이라고 부르는 일종의 신생 혈관입니다. 우리 몸의 외부에서는 오금 부위에서 이런 현상을 쉽게 목격할 수 있습니다. 그래서 오금 통증의 치료에서는 혈관 내에 정체되어 있는 '사혈'을 직접 빼내는 방혈 요법을 사용합니다.

이러한 현상과 마찬가지로 자궁벽 내의 혈관에 혈이 고여 있게 되면서 자궁벽이 두꺼워지면서 언제라도 출혈이 발생할 수 있는 상황이 전개됩니다. 생리 주기나 과로, 스트레스로 인한 몸의 변화 등으로 인해 대량 출혈로 이어질 수 있습니다.

이와 같은 기전으로 아랫배가 단단해져 있다면 한방 치료를 통해 어떤 변화가 일어날까요? 자궁선근증의 치료 원칙은 막혀 있는 기를 소통시키고, 모여 있는 혈을 순환하여 제자리로 돌아가게 하는 방법을 사용합니다. 이를 통해 혈관이 팽창되어 있는 상황을 해소하여 두꺼워져 있는 자궁벽의 크기를 줄여나가면서 출혈을 예방합니다.

이런 치료 과정에서 아랫배에는 변화가 나타납니다. 치료를 시작하면 비교적 짧은 시간 내에 아랫배의 단단했던 경직이 조금씩 풀려나가기 시작합니다. 좀 더 시간이 지나면 경직된 부위의 크기 또한 줄어들기 시작합니다. 빠른 경우에는 약침 시술을 1~2회 정도 진행해도 변화를 느낄 수 있습니다. 치료 복부의 운동이 원활해지면서 정체되어 있던 울혈들이 빠져나가기 시작했기 때문으로 볼 수 있습니다.

저는 치료의 효능을 빠른 시간 내에 확인할 수 있는 것은 중요한 의미가 있다고 생각합니다. 치료받는 사람의 입장에서는 치료에 대한 신뢰가 생길 수 있고, 치료를 하는 사람의 입장에서는 치료 방향에 대한 확신이 생깁니다. 그래서 치료 초기의 정확도를 높이기 위해 많은 고민과 연구를 합니다.

요약한다면 자궁선근증에서 울혈이 심할수록 아랫배가 더 크고 단단하게 경직됩니다. 한방 치료를 통해 아랫배의 변화는 빠르게 나타날 수 있으며 이는 자궁선근증이 호전되고 있는 지표가 됩니다. 몸의 이상 증상은 걱정과 불안의 원인이 됩니다. 그러나 이러한 이상 증상들은 또한 치료의 지표도 될 수 있습니다. 한방 치료를 통해 이 같은 점을 확인할 수 있습니다.

자궁선근증이 동반된 자궁근종 출혈과 한방 치료

자궁선근증과 자궁근종이 같이 있다고 진단받은 분들이 자궁의 비정상적인 출혈 때문에 내원하시는 경우가 있습니다. 이 중에 상당수가 출혈이 자주 있거나 출혈량이 많아서 자궁적출 수술을 권유받고 수술 없이 치료할 수 있는지 문의합니다.

자궁선근증과 자궁근종 두 질환의 출혈 발생 기전에 있어서 공통점은 신생 혈관에 혈류량이 늘면서 혈관이 팽창하다가 출혈로 이어진다는 점입니다. 한방에서는 이러한 출혈 증상을 크게 두 가지의 경우로 나누어 치료합니다.

첫 번째로 기체 혈울 즉, 기가 소통이 안 되고 울체되어, 혈이 몰려 있다가 출혈로 이루어지는 경우입니다. 기는 혈을 운반하는 역할을 합니다. 그런데 정신적인 과로나 업무 스트레스 등으로 인해 기의 순환이 막히게 되어 자궁의 혈액 순환이 정체되면 혈이 자궁 쪽에서 뭉치는 혈울의 증상이 발생하게 됩니다.

이러한 혈울의 증상이 신생 혈관의 생성과 혈류량 증가를 촉진하여 언제라도 출혈이 생길 수 있는 상태를 만드는 것입니다. 한방 치료를 통해 기를 소통시키고, 모여 있는 혈을 순환시켜 제자리로 돌아가게 하는 치료를 통해 혈관이 팽창되어 있는 상황을 해소시켜 출혈을 방지합니다.

 두 번째 상황은 비위가 허약하여 중기(中氣)가 부족한 경우입니다. 비위가 허약하여 중기가 부족하면 혈이 밑으로 처져서 잘 오르지 못합니다. 필요한 곳으로 올라가야 할 혈들이 자궁에 점점 모여서 쌓여 있게 됩니다. 혈류가 느려지면서 혈액이 혈관에 정체되어 출혈의 준비를 마치는 것입니다. 이러한 경우에는 소화기 증상을 동반하며, 피로를 쉽게 느끼고, 식욕이 줄어들고, 어지러움을 호소합니다. 따라서 중기를 보충하고 자궁 쪽에 몰려 있는 혈을 순환시키는 치료를 통해 출혈을 방지합니다. 한방으로 출혈을 치료하고 관리하면 자궁적출 수술이라는 큰 수술을 하지 않아도 충분히 문제없이 지낼 수 있습니다. 만일 자궁선근증과 자궁근종을 동반한 출혈 문제로 고생하고 계신다면 출혈의 원인 치료를 하는 한방 진료를 받으시기를 권해드립니다.

자궁내막증식증

자궁내막증식증 원인과 증상

자궁내막증식증은 호르몬 분비 이상으로 프로게스테론의 제어를 받지 못한 에스트로겐의 지속적인 과다 분비로 인해서 자궁내막(분비선과 기질)이 비정상적으로 증식하는 자궁 질환입니다. 전체 자궁내막증식증에서 자궁내막암으로 발전할 수 있어서 정기적인 관리가 필요한 비정형성 세포가 발견되는 경우는 대략 5~9% 정도이고 나머지 대부분은 단순증식증에 해당됩니다. 5~9%는 결코 적은 수치라고 할 수 없습니다.

최근 들어 식습관과 생활 습관, 스트레스로 인해 자궁내막증식증 환자가 느는 추세라고 합니다. 자궁내막증식증은 출혈 문제와 난임으로 이어지기 쉽다는 점 때문에 반드시 치료가 필요합니다.

더 큰 문제는 임상적으로 자궁내막증식증이 자궁내막암으로 진행될 위험이 있다는 점입니다. 따라서 자궁내막증식증은 초기에 치료하는 것이 여러모로 중요합니다.

자궁내막증식증이 생기면, 비정상적으로 두꺼워진 자궁내막이 탈락하면서 월경과다, 부정출혈의 출혈 증상과 생리통, 하복통, 냉대하 등의 증상이 발생합니다. 출혈량이 많아지면 일상생활이 힘들 만큼 피로해지면서, 두통, 메스꺼움, 어지럼증, 탈모, 가슴의 두근거림 등 출혈로 인한 2차 증상이 나타날 수도 있습니다.

자궁내막증식증이 발생하기 쉬운 위험 인자는 다음과 같습니다.

- **다낭성난소증후군**: 배란이 되지 않으므로 황체가 형성되지 못하고, 프로게스테론 분비가 안 되어 에스트로겐의 지속적인 자극으로 자궁내막증식증 발생
- **폐경기 전후의 비만**: 지방세포에서 에스트로겐이 과잉 분비되어 발생
- **에스트로겐을 분비하는 종양**: 과립막세포종이나 난포막세포종 등 에스트로겐이 생성되는 종양의 영양으로 발생
- **여성호르몬 치료제**: 여성 질환 치료 목적이나 갱년기 증상 완화를 위해 에스트로겐이 함유된 호르몬제를 복용하는 경우에 자궁내막의 비정상적인 증식이 생겨서 자궁내막증식증의 발생 위험도가 증가하게 됩니다.

자궁내막증식증 한방 치료

양방 의학에서는 자궁내막증식증 치료에 호르몬 요법을 주로 사용합니다. 프로게스테론이나 미레나 장치를 통해 내막증식을 억제하는 호르몬 요법은 장기간 사용 시 부작용의 위험이 있고, 치료를 중단할 경우, 다시 재발할 가능성이 있습니다. 무엇보다 임신을 준비하고 있다면, 호르몬 요법을 시행할 수 없습니다.

다음으로 소파술을 통해 내막을 제거하는 방법입니다. 소파술 후 일시적으로 증상이 완화되는 효과는 있지만, 수술을 반복할수록 자궁내막의 손상 및 유착의 위험성이 커집니다. 마지막으로 자궁적출 수술이 있습니다. 이형성이 있는 증식증이거나, 출혈 등의 증상이 심하면, 자궁적출 수술을 권고받게 됩니다. 그러나 자궁적출 수술은 후유증이 크고, 임신 계획이 있는 여성의 경우에는 더욱 적합하지 않습니다.

자궁내막증식증을 치료하기 위해서는 다음과 같은 근본 치료와 증상 치료가 병행되어야 합니다.

① 내분비 기능을 회복하여 여성호르몬 분비의 균형을 찾아야 합니다. 한의학에서는 여성호르몬 분비 실조의 원인을 '양

두-음두' 이론에서 찾습니다. 즉, 뇌와 자궁, 난소는 한 축으로 연결되어 있어서, 뇌에 스트레스가 과하게 누적되면 그 영향이 자궁에 미친다고 봅니다. 과도한 업무, 학업, 감정적 자극 등이 간기울결(肝氣鬱結), 심비울결(心脾鬱結), 기체(氣滯), 칠정(七情) 등의 심신증을 유발하여 내분비 기능을 실조시키고, 여성호르몬 분비의 불균형을 초래합니다. 한방 치료를 통하여 뇌와 자궁과 난소로 이어지는 호르몬 분비 축을 정상화시켜 자궁내막의 이상 증식을 치료해야 합니다.

② 두꺼워진 자궁내막을 정상화합니다. 한의학에서 자궁내막증식증은 출혈로 보면 붕루(崩漏)에 해당하고, 아랫배에 단단한 덩어리가 생성된 것으로 보면 징가, 혈괴에 해당합니다. 우선, 내막이 비정상적으로 두꺼워지면서 과다 생성되면서 충혈된 혈관에서 발생하는 출혈을 지혈과 행혈하는 치료를 통해 멈추어야 합니다. 그리고 비정상적으로 두꺼워진 자궁내막을 어혈을 제거하는 치료를 통해 정상적인 내막 상태로 회복시킵니다.

③ 출혈 과다로 인해 부족해진 혈을 보충합니다. 부정출혈, 월경 과다로 인해 손상된 혈을 보충하여, 체력을 회복하고, 난소와 자궁 기능의 정상화를 돕습니다.

지금까지 자궁내막증식증의 원인과 양방 의학의 치료 방법, 그리고 한방을 통한 원인 치료법에 대해 알아보았습니다. 특히 임신을 준비하시고 있는 분이라면 한방 치료를 통해서 자궁내막증식증 치료와 임신 성공의 두 마리 토끼를 잡으시길 바랍니다.

자궁내막증식증으로 인한 출혈과 한방 치료

생리 기간이 아닌데 소량의 출혈이 계속 있다가 갑자기 출혈량이 많아지는 부정출혈이 자궁내막증식증 때문이라는 진단을 받고 내원하는 분들이 자주 있습니다. 이번 절에서는 자궁내막증식증로 인한 출혈의 특징과 한방 치료에 대해 말씀드리겠습니다. 한방 치료를 통해 과다한 출혈을 줄여서 멈추게 하고, 비정상적으로 증식된 자궁내막의 정상화를 유도할 수 있습니다.

자궁내막증식증으로 인한 부정출혈은 한방 병명으로 '붕루(崩漏)'에 해당합니다. '붕(崩)'은 붕괴할 때의 붕 자입니다. 출혈량이 많으며 순간적으로 쏟아지듯이 나오는 출혈 양상을 보입니다. '루(漏)'는 누수할 때의 누 자입니다. 출혈량은 적으나 조금씩 계속해서 나오는 경우입니다.

자궁내막증식에서 출혈이 발생하는 이유는 다음과 같습니다. 자궁내막의 분비선과 기질이 비정상적으로 증식하면서 두꺼워진 내막 조직 내부는 신생 혈관이 과다하게 생성되어 있는 상황입니다. 이렇게 과생성된 혈관 내에 혈액이 정체되어 있다가 한계점을 넘어가면 혈관이 터지면서 출혈이 발생하게 됩니다.

그렇다면 한방에서는 어떤 원리로 자궁내막증식증의 출혈을 치료할까요? 두 가지 측면을 동시에 치료합니다. 먼저 팽창되어 파열된 혈관을 지혈하여 출혈이 지속되지 않게 하면서 동시에 혈관 내에 정체되어 있던 혈액을 인체 내에 혈이 필요한 부위로 골고루 순환시켜주는 치료가 필요합니다.

이런 과정을 통해 자궁내막에 몰렸던 혈류가 사라지면 더 이상의 신생 혈관을 생성하지 않으므로 자궁내막 조직이 비정상적으로 증식되는 것도 방지할 수 있습니다.

자궁내막증식증을 치료하기 위한 처방에는 지혈을 위해 형개, 치자 등을 법제하여 첨가하고, 혈액을 순환시키기 위해 홍화, 소목 등의 행혈제를 함께 배합합니다. 만일 과다한 출혈로 인한 어지럼증, 가슴 두근거림, 피로감, 소화불량 등의 증상이 심하다면 보혈과 행혈을 동시에 하는 천궁, 당귀 등의 약재를 첨가하여 처방을 구성합니다.

여성 한방 백서

대개는 일단, 출혈이 멈추기만 해도 혈이 부족해져서 생기는 증상이 호전되기 시작합니다. 출혈이 멈춘 후에는 과다하게 증식된 자궁내막 조직이 자연스럽게 소멸될 수 있도록 뭉쳐 있는 조직을 풀어주는 치료를 지속합니다. 이 과정에서 비정상적으로 증식된 내막 조직이 탈락하면서 점점 정상적인 조직으로 바뀌게 됩니다.

출혈 치료가 안 되면 결국은 자궁적출 수술까지 고민하게 됩니다. 다행히 한방 치료가 자궁내막증식으로 인한 출혈을 지혈하고, 원인을 치료하는 데 상당히 뛰어난 효과가 있는 사실이 임상적으로 충분히 검증되었습니다. 수술을 고려하고 계신다면 반드시 한방 치료를 먼저 받기를 권합니다.

●

자궁근종과 자궁내막증식증이 함께 있을 때

여성 질환을 진료하다 보면 한 가지 질환만 가지고 있는 분도 있지만, 자궁근종, 자궁내막증식증, 자궁선근증, 다낭성난소증후군 등의 질환이 두세 가지씩 복합적으로 있어서 고민인 분들도 많습니다. 특히, 임신을 계획하고 계신 분 중에 자궁내막증식증과 자궁근종이 같이 있어서 난감해하는 케이스가 많습니다.

그래서 이번 절에서는 이 두 가지 질환이 같이 있을 때 어떻게 치료하는지에 대해 말씀드리려고 합니다. 자궁근종과 자궁내막증식은 생성 기전과 증상에서 공통점이 많습니다. 따라서 이 두 질환이 같이 있다면 치료를 따로 할 것이 아니라 치료의 공통이 되는 포인트를 먼저 찾아서 이를 해결해주어야 합니다.

저는 진료 시에 첫째, 자궁근종과 자궁내막증식증의 출혈과 통증의 관리. 둘째, 내분비 기능의 불균형을 해결하여 에스트로겐의 과다 분비 정상화. 셋째, 세포 자연사를 통한 변형된 조직의 정상화. 이렇게 세 가지를 포인트로 보고 치료합니다.

첫 번째 포인트로 자궁근종과 자궁내막증식증의 출혈과 통증의 관리에 대해 알아보겠습니다. 자궁근종은 생기는 부위에 따라 병증의 양상이 다른데, 자궁내막 바로 아래 가깝게 생기는 점막하근종의 경우가 가장 크게 자궁내막의 출혈에 영향을 미칩니다. 또 크기가 5cm 이상으로 커질수록 출혈량이 늘어나게 됩니다. 신생혈관이 과다 생성되고, 생성된 혈관에 혈액이 정체되어 있다가 과다 출혈이 발생합니다.

한의학에서는 자궁에서 피가 새면 사람이 말라간다고 하여 빨리 치료해야 하는 급증으로 보았습니다. 또, 자궁내막의 변형이 자궁근층까지 영향을 미치면 자궁의 운동에 지장을 주어 배란 전후와 생리 전후에 통증을 유발합니다. 극심한 생리통이 진통제로 해결되지 않아 대단히 고통스러워하는 경우가 많습니다.

그래서 일차적으로 자궁근종과 자궁내막증식증의 증상 중 출혈과 통증을 막기 위해 자궁 내에 혈이 정체되어 있는 혈울을 치료하는 것이 필요합니다. 혈울이 생기는 원인을 체질과 증상에 따라 변증하여 정확한 처방을 사용하면 출혈과 통증이 개선되기 시작합니다.

두 번째 포인트는 내분비 기능을 정상화하여 에스트로겐이 과다 분비되지 않도록 하는 것입니다. 우리 몸의 내분비 기능은 여러 가지 원인으로 인해 균형이 깨질 수 있습니다. 과도한 스트레스, 육체적 과로로 인한 균형 실조, 바르지 못한 식단과 음식 첨가물에 의한 화학 물질 등으로 인해 내분비 기능이 정상을 잃게 됩니다.

특히 한의학에서는 감정을 일곱 가지로 나누어 칠정이라고 하였는데 이러한 감정들의 변화가 뇌의 호르몬 분비에 영향을 주어 병증을 일으킨다고 하였습니다. 그래서 자궁내막증식증과 자궁근종의 치료에 쓰이는 처방의 구성을 보면 뇌를 안정시키는 약재들이 포함되어 있습니다. 뇌의 안정을 통해 내분비 기능을 정상화하는 작용을 하는 것입니다.

세 번째 포인트는 세포 자연사를 통한 조직의 정상화입니다. 이미 과도하게 증식된 자궁내막이나 자궁근종의 조직은 혈류가 정상적으로 되고, 내분비 기능이 정상화되면 차차 줄어들게 됩니다. 이러한 과정에서 과증식된 조직들의 세포는 차차 자연사하여 생리혈 등과 함께 배출됩니다. 이 과정을 촉진하기 위해서 어혈을 제거하고 혈액 순환을 활성화하는 처방으로 비정상적인 조직이 밖으로 신속하게 배출되도록 도와줍니다.

환자분 중에서 자궁근종이나 내막 자궁내막증식증이 줄어드는 과정 중에 평소와 다른 냄새가 나는 생리혈을 배출한다고 말씀하시는 분들이 종종 계십니다. 처음에는 문제가 있다고 생각했으나 계속 추적 관찰한 결과 호전 반응 중의 하나임을 알게 되었습니다. 이런 변화들을 보면 인체의 자가 수복 과정은 참 신비하다는 생각이 듭니다.

한 가지 병만 있어도 마음이 답답한데 두 가지가 같이 있다고 진단을 받으면 그만큼 걱정이 더 클 것으로 생각됩니다. 너무 걱정하지 마시고, 자궁근종과 자궁내막증식증의 공통적인 부분부터 치료받고 나머지 부분도 함께 더 세밀하게 치료해나가시길 바랍니다.

자궁내막증식증과 다낭성난소증후군이 함께 있을 때

이번 절에서는 자궁내막증식증과 자궁내막증식증의 원인 중 하나인 다낭성난소증후군, 그리고 스트레스성 비만의 연관성에 대해서 말씀드리려고 합니다. 자궁내막증식증과 다낭성난소증후군의 치료는 스트레스성 비만 관리부터 시작해야 합니다.

자궁내막증식증의 발현이 특히 높은 위험을 가진 환자군으로는 첫 번째로 폐경 이행기 및 폐경기 후의 비만한 여성이고 두 번째가 폐경 전 다낭성난소증후군이 생긴 여성입니다. 비만으로 인한 대사 기능 장애가 다낭성난소증후군과 자궁내막증식증의 공통분모라는 사실을 주목할 필요가 있습니다. 다낭성난소증후군이 비만을 악화시킬 수 있고, 비만은 다시 다낭성난소증후군과 자궁내막증식증을 유발하는 악순환의 패턴에 빠질 수 있습니다.

비만은 말초의 지방 조직에서 안드로겐의 에스트로겐으로의 전환과 무배란 증가를 통해 자궁내막증식증을 악화시킵니다. 그렇다면, 단순히 체중만 줄이면 다낭성난소증후군과 자궁내막증식증이 치료될까요?

결론부터 말씀드리자면 다낭성난소증후군과 자궁내막증식증의 원인이 되는 비만에서는 단순히 체중이 많이 나가는 것이 문제가 아닙니다. 이보다는 바로 하복부에 내장 지방이 많은 것이 문제가 됩니다. 자궁과 난소를 내장 지방이 둘러싸면서 점착하게 되면 자궁과 난소의 운동성이 떨어지면서, 내부의 온도가 내려가고, 흐름이 정체되게 됩니다.

변화해야 하는 순간에 변화가 나타나지 못하는 것이 무배란과 무월경으로 이어지게 되어 지속적으로 자궁내막이 두꺼워지는 자궁내막증식으로 발전하는 것입니다. 한의학에는 이러한 하복부 비만을 "습담(濕痰)이 아랫배에 차 있다"는 표현을 쓰는데 이 습담을 현대 용어로 내장 지방이라 할 수 있습니다.

다낭성난소증후군이나 자궁내막증식증을 치료하는 순서에서 처음에 중요한 것은 일단 끊긴 생리를 되돌리는 일입니다. 우선, 월경을 통하게 하도록 통경탕에 심화를 내려주는 황련(黃蓮)을 가해 처방합니다. 그 후에 습담을 제거하는 도담탕에 자궁의 혈행을 도와주는 당귀와 천궁을 가하고, 심장의 화를 내려주는 황련을 가한 처방을 사용합니다.

여기서 재미있는 점이 황련이라는 약재의 쓰임입니다. 황련은 심장의 화를 아래쪽으로 내려주는 대표적인 약재입니다. 한의학에서는 무월경을 빨대의 위쪽이 막혀서 아래쪽으로 통하지 않는 것으로 보아 위쪽을 막고 있는 심장의 화를 내리는 치료를 우선으로 보았습니다.

　현대적으로 해석하면, 다낭성난소증후군의 증상인 무배란과 무월경은 스트레스로 인해 심혈관계와 갑상선 등이 부풀어 있는 상부 쪽 증상을 동반한다는 의미라 할 수 있습니다. 이렇게 보면, 자궁내막증식증과 이를 유발하는 다낭성난소증후군의 원인이 되는 비만은 스트레스로 인해 위쪽은 부풀어서 막혀 있고, 배는 습담으로 채워진 상태의 스트레스성 비만이라 볼 수 있습니다. 그래서 단순히 체중 감량이 중요한 것이 아니라 깨진 균형을 회복하고, 하복부의 내장 지방을 제거하고, 혈행을 개선시키는 근본적인 치료가 동반되어야 하는 것입니다.

　자궁내막증식증과 다낭성난소증후군에 사용하는 통경탕과 도담탕의 치료 원리를 통해서 대체 왜 스트레스성 비만 치료가 이 두 질환의 치료와 이어질 수 있는지에 대해 말씀드렸습니다. 정확한 처방의 사용과 함께 식이 조절, 운동 등의 생활 습관 개선을 통한 비만 치료를 병행하면 더 좋은 효과를 볼 수 있습니다.

자궁내막증

●
자궁내막증은 난임의 원인

난임으로 고민하시는 분들 중에 자궁내막증이 난임의 원인이
된 분이 많습니다. 이런 경우 한방으로 자궁내막증을 치료하다 보
면 난임이 해결되는 좋은 결과가 나옵니다. 이번에는 자궁내막증
의 증상과 치료에 대해 말씀드리겠습니다.

자궁내막은 자궁 안쪽 벽을 이루는 풍부한 혈관과 샘(gland)으
로 구성된 막으로 월경 주기에 따라 증식기, 분비기를 거쳐 점차 두
터워지다가 임신에 실패하면 탈락 과정을 거치면서 생리혈의 형태
로 배출되는 특수한 조직입니다. 자궁내막증은 자궁내막의 샘 조직
및 기질 조직이 자궁 밖으로 나와서 성장하는 질환입니다.

자궁내막증이 생기는 근본적인 원인은 아직 정확하게 밝혀지지 않았지만, 자궁내막 조직이 포함된 생리혈이 역류하여 자궁의 림프관이나 혈관, 난관, 난소 등으로 흘러 들어가 원격 부위에 자궁내막종이 생긴다는 이론이 유력합니다. 병리 산물로 변질된 자궁내막 조직은 골반강과 난소에 자리 잡아 염증과 유착을 만들어낼 뿐만 아니라, 스스로 호르몬을 합성하여 여성 생식기 관련 질환을 악화시키기도 합니다.

또, 만성염증과 유착은 자궁이나 난소 및 주변 부속기의 기능과 구조를 변형시켜 가임력을 떨어뜨려 난임을 유발하는 것으로 알려져 있습니다. 난임 환자의 25~50%가 자궁내막증을 앓고 있고, 자궁내막증 여성의 30~50%는 난임을 겪고 있는 것으로 보고된다고 합니다.

자궁내막증의 증상은 골반통이 가장 대표적이며, 생리통, 성교통, 배변통 등이 나타날 수 있습니다. 증상은 내막 조직이 착상된 부위에 따라 다음과 같이 다르게 나타납니다.

- **대장**: 배변통, 생리 기간 동안의 혈변, 복부팽만감, 소화기 증상
- **방광**: 배뇨통, 혈뇨, 빈뇨, 요실금
- **난소**: 난소에 자궁내막종이 형성되어, 파열 또는 누수로 급성 복통과 복막염 유발

- **기타**: 자궁부속기나 복막에 유착되어 골반 통증과 복통을 유발

　자궁내막증은 보통 수술을 권유받는 경우가 많은데 수술 요법은 분명히 한계가 있습니다. 현재 수술적인 요법은 자궁 외에 존재하는 비정상적인 자궁내막 조직을 제거하여 관련 증상을 없애는 데 초점을 맞추고 있습니다. 이러한 수술 요법은 당장의 통증을 감소시키는 등 즉각적인 효과가 있지만, 근본적인 치료가 이루어지지 못하므로 병변 조직을 제거하더라도 재발이 잦게 됩니다.

자궁내막증의 한방 치료

　한방에서는 자궁내막증을 세 부분에 중점을 두고 치료합니다.

　첫 번째, 통증의 제거와 완화입니다. 역류된 자궁내막이 유착이나 염증을 일으켜 발생하는 생리통과 골반통, 배뇨통, 배변통, 성교통 등의 통증을 제거하는 것입니다.

　한의학적으로 보면 역류된 자궁내막 조직은 기가 체하면서 정상적으로 혈류가 흐르지 못하고, 혈이 뭉쳐서 생기는 어혈로 볼 수 있습니다. 불통즉통(不通卽痛)이라고 합니다. 그 부위가 소통하

지 못하면 통증이 생긴다는 뜻입니다. 어혈을 제거하는 처방을 통하여 뭉쳐진 조직 부위의 혈액 순환을 활발하게 하여 내막 조직이 발생시키는 통증을 제거합니다.

두 번째, 자궁혈의 역류를 최소화합니다. 자궁내막증은 자궁의 수축 과정에서 우리 몸의 면역 체계가 처리할 수 있는 일정량 이상의 생리혈이 역류하면서 발생한다고 볼 수 있습니다. 복부 율동이 정상적이고, 자궁의 운동이 순조롭다면, 생리 기간 동안 생리혈이 원활하게 배출되면서 역류하는 혈이 줄어들게 됩니다. 약침과 온열 치료를 통하여 복부의 경직을 풀어주고, 복부 전체와 자궁의 운동이 원활해지게 유도합니다.

세 번째, 자궁과 난소의 혈액 순환 개선입니다. 자궁이나 난소 등의 골반강 주변의 혈류량을 늘려 면역 체계를 개선하면 자궁내막의 세포 자연사가 촉진됩니다. 면역 체계에서 대식 세포가 정상적으로 작용하면 자연흡수를 통해 자궁내막의 조직이 완전히 처리될 수 있습니다. 보혈하고 행혈하는 한약의 기능이 자궁과 난소의 혈류량을 늘리고, 순환을 활발하게 해줍니다.

자궁내막증은 근본적인 치료를 통하여 재발을 방지하는 것이 중요합니다. 특히 출산 계획이 있다면, 치료 과정에서 자궁, 난소 기능 개선을 통한 가임 능력 증가까지 함께 목표로 해야 합니다.

혹시 자궁내막증으로 고민하고 있다면, 적극적으로 한방 치료를
권해드립니다.

여성 한방 백서

자궁적출 수술
후유증과 한방 치료

●

자궁적출 수술 직후에 나타나는 증상

보통 자궁근종, 자궁선근증으로 인해 출혈이 지나치게 많아서 위험하거나 악성 종양이 발견되면 자궁적출 수술을 시행하게 됩니다. 위의 경우가 아닌데도 단순히 근종이 더 커질까 봐, 또는 자궁선근증의 부위가 크다고 수술을 권유받았다면, 정말 신중하게 생각할 필요가 있습니다.

안타깝게도 우리나라가 자궁 절제술 비율이 OECD(경제협력기구) 평균보다 2배 이상 높다는 조사도 있습니다. 수술을 선택하기 전에 비수술 치료인 한방 치료를 꼭 고려해보시길 바랍니다. 어쩔 수 없이 상황이 정말 안 좋아서 수술을 받게 된다면, 효과적으로 후유증을 예방하고 치료해야 합니다.

자궁적출 수술은 결코 가벼운 수술이 아니므로 수술 직후의 후유증을 비롯해 시간이 지나면서 각종 부작용이 생길 수 있습니다.

이러한 부작용이 누적되면 노화까지 빠르게 올 수 있습니다. 자궁적출 수술의 후유증은 상실에 따른 우울감, 두통, 골반통, 소화불량, 요통, 안면홍조, 관절통, 몸살기 등 다양하게 나타납니다.

이렇게 다양하게 나타나는 증상들을 자세히 살펴보면 원인에 따라 크게 네 가지로 나눌 수 있습니다. 첫 번째는 자궁적출 수술 직후에 나타나는 증상들입니다. 두 번째는 수술 후 시간이 지나면서 나타나는 소화불량 증상입니다. 세 번째는 수술로 인해 배에 힘이 없어지면서 몸이 구부정해져서 나타나는 증상들입니다. 네 번째는 수술 후 몸이 허약해지면서 노화가 촉진되는 허로 증상입니다.

첫 번째 자궁적출 수술 후에 감기와 몸살이 반복되고 수시로 열이 나는 증상입니다. 진료를 하다 보면 피치 못할 사정으로 자궁적출 수술을 한 후에 알 수 없는 후유증에 시달리고 계시는 분들을 많이 뵙게 됩니다. 특히 수술 직후 감기, 몸살 증상이 떨어지지 않아 한참을 고생하다가 내원하는 분들이 많습니다.

수술 직후부터 추웠다가 더웠다가를 반복면서 몸에 오한이 생겨서 감기라고 생각하고 감기약을 먹어봐도 크게 효과가 없습니다. 괜찮다가도 피로하거나 스트레스를 받으면 바로 재발하기도 합니다. 사람에 따라 갈증이 나는 증상, 울렁거리는 구역감, 가래가 끓는 증상, 수술 부위가 따끔거리고 아픈 증상, 설사 등이 함께 나타납니다. 이러한 증상은 수술 직후부터 시작해서 길게는 수년까지 이어질 수 있습니다.

위의 증상들은 수술 부위가 잘 아물지 못하고 있다는 신호들입니다. 수술 부위가 잘 아물지 못하고 벌어진 부위에 계속 염증 반응이 생겨서 나타나는 현상들이라고 할 수 있습니다. 수술 후에 이러한 증상을 보이는 환자를 진찰해보면, 보통의 경우와 다른 특이한 맥상(脈象)이 관찰됩니다.

통상적으로 추위를 느끼면 맥이 느려지고, 열감을 느끼면 맥이 빨라지는데, 이와는 반대로 환자는 춥다고 호소하는데 빠른 맥이 나타나고, 자꾸 덥다고 하는데도 상당히 느린 맥을 보입니다. 이를 맥과 증이 괴리되어 있다고 하는데, 한의학에서 '옹저(癰疽)'라고 분류하는 병증의 특징입니다. 옹저는 쉽게 말씀드리면 속에서 곪고 있는 증상이라고 할 수 있습니다.

옹저의 병증을 치료하려면 2단계의 치료 과정이 필요합니다. 먼저, 1단계로 수술 부위에 들어온 풍사(風邪)를 제거해야 합니다.

즉, 염증으로 부풀어진 조직의 염증 물질을 제거하고 진정시키는 치료를 의미합니다. 이때는 가미불환금정기산을 처방합니다.

2단계는 수술 후에 아물지 못한 부위를 빨리 아물게 해주는 치료를 합니다. 일반적으로 수술한 후에 수술 자리가 아프다고 하면 이는 겉은 낫지만 속은 낫고 있지 않은 증상이라고 할 수 있습니다. '병원에서는 수술은 잘 되었다고 하는데 나는 왜 계속 아플까' 하는 분들이 이에 해당합니다.

이때는 수술 부위에 생긴 농을 배출하고, 새살을 빨리 돋게 해주는 가미십전탕, 십전대보탕 등의 배농생기(排膿生肌) 해주는 처방을 사용합니다. 한의학에서는 수술 후 후유증에 해당하는 병증인 옹저를 급한 병, 중한 병으로 봅니다. 수술 후 옹저의 증상이 생긴다면 신속하게 치료받으시길 바랍니다.

●

소화불량

자궁적출 수술 후 나타나는 두 번째 증상은 소화불량입니다. 진료를 하다 보면 자궁적출 수술 후 음식을 먹으면 명치끝이 아프다고, 호소하시는 환자분들이 계십니다. 밥맛이 없고, 속이 울렁거리고, 속에 무엇인가 있는 것처럼 아랫배가 더부룩하고, 허리와 다리가 아프고, 머리도 아픈 증상이 나타나게 됩니다. 왜 그럴까요?

한의학에서 자궁과 위장은 서로 통하는 관계, 즉 상통 관계라 하였습니다. 상통하는 장부들은 치료에 있어서 가장 먼저 고려해야 할 장부입니다. 위장이 부지런하게 움직여서 혈을 만들어내야 필요한 만큼의 혈을 자궁에 보내줄 수 있습니다. 또, 자궁의 운동이 안 좋아지면, 위장의 기능도 떨어져서 소화 기능이 저하되기도 합니다.

이렇게 서로 주고받는 상통 관계인 장부 중에 한쪽이 사라진다면, 당연히 나머지 장기의 기능도 떨어지게 되겠지요. 게다가 자궁이 사라지면 그 부위에 빈 공간이 생기고, 그 공간을 대체하는 대체물을 만들게 됩니다. 즉, 식적과 어혈, 담음이 뭉쳐서 공 같은 주머니(과낭)를 만들어 공간을 점유하게 됩니다.

이는 어느 정도 자연스러운 현상이지만, 그 주머니가 지나치게 커지면, 복부가 경직되어 소화기가 제대로 운동을 못 하게 됩니다. 이로 인해 위장의 기능뿐만 아니라 전체적인 소화 기능이 약해지게 되는 것이지요. 이처럼 자궁적출술 후에 위장 기능이 떨어지고, 배 속에 식적과 담음, 어혈 등의 이물질이 생겨서 소화불량의 증상이 생기면 어떻게 치료해야 할까요?

가장 중요한 것은 무엇보다 음식 관리입니다. 예전에는 문제없이 소화되던 음식들도 배 속에서 잘 내려가지 않습니다. 지금부터는 아쉽지만 현실을 인정하고 음식을 조절해나가야 합니다.

식적을 만들 수 있는 밀가루 음식과 담음을 만들어내는 찬 음료, 기름기가 많은 음식을 피해야 합니다. 위와 장에 충격을 주어 어혈을 만드는 매운 음식과 지나치게 뜨거운 음식도 피해야 합니다. 저녁 식사량을 줄이고, 이를 쉽게 하기 위해서는 아침 식사를 꼭 해야 합니다. 저녁이나 밤늦은 시간의 과식은 식적으로 이어지기 때문입니다. 맛있지만 소화가 어려운 음식은 될 수 있으면 오전 시간에 드시는 것이 좋습니다.

자궁적출 수술 후 소화불량의 처방으로는 평위산, 정전가미이진탕, 이진탕 가미방 등을 사용합니다. 그중 자궁적출 수술 후 부작용에 사용하는 대표 처방인 정전가미이진탕은 식적담을 다스리고, 비위를 보하여 소화 기능을 회복시킵니다. 수술 후에 생긴 식적담으로 인해 밥맛이 없고, 속이 메슥거리며, 속에 무엇인가 있는 것 같거나, 허리, 다리가 아프고, 머리까지 아픈 증상을 치료합니다.

자궁적출 수술 후에 생기는 소화불량은 식적담을 치료하면서 음식 관리를 잘하면 충분히 치료됩니다. 수술 후에 드시고 싶은 음식을 마음껏 못 드신다고 아쉬워하지 마시고, 속이 편한 음식 위주로 식습관을 바꾸시면 건강도 더 좋아질 수 있습니다.

허리 구부러짐

자궁적출 수술 후 나타나는 세 번째 후유증은 배에 힘이 없어서 허리가 자꾸 구부러지는 증상입니다. 이러한 증상은 자궁의 위치와 관련이 있습니다. 자궁의 위치는 한의학에서는 관원혈(關元穴) 아래에 있습니다. 오뚝이가 밀어도 쓰러지지 않는 이유가 중심점이 아래에 있기 때문이듯, 관원혈 부위는 우리 몸의 무게 중심으로 자리 잡으며 몸을 지탱합니다.

관원혈의 다른 이름은 우리 몸의 원기가 모이는 곳인 단전(丹田)입니다. 단전호흡을 말할 때 바로 그 단전입니다. 단전호흡은 단전이 율동하는 호흡법을 통해 우리 몸의 원기를 기르기 위한 전통적 수련법입니다. 단전의 중요성은 단전호흡뿐만 아니라 한의학을 비롯한 동양 문화권 전반에 누누이 강조돼온 바입니다.

자궁적출 수술로 몸의 무게 중심점 역할을 하던 장기인 자궁의 실질이 사라지는 것과 동시에 원기가 모여 있던 단전이 손상됩니다. 이 두 가지 점 때문에 아랫배에 힘이 없어지는 것입니다. 아랫배에 힘이 없어지면 우리 몸은 어떻게 될까요? 본인도 모르게 몸이 접히면서 점점 앞으로 구부정하게 됩니다.

마치 폴더 폰처럼 몸이 접히는 현상이 나타나는 것입니다. 이렇게 되면 몸의 전면과 후면에서 동시에 병증이 발생합니다. 전면에서는 소화기 증상이 생깁니다. 배가 접히게 되니 음식이 원활하게 내려가지 못하고 자꾸 걸리게 됩니다. 소화 기능 저하로 인해 자주 체하거나 입맛이 떨어질 수 있습니다.

후면에서는 허리가 구부러지면서 아프게 됩니다. 대개 배꼽 뒤쪽의 허리띠 라인이 경직되어 허리를 펼 때 통증이 나타납니다. 몸이 구부러진 상태에 있다 보니 생기는 현상입니다. 여기서 더 진행되면 흉추에서 경추까지 영향을 주어 굽은 등과 거북목이 함께 생깁니다. 이로 인한 만성적인 목 통증은 물론, 긴장성 두통까지 유발할 수 있습니다.

이러한 증상들은 어떻게 치료해야 할까요? 수술을 했으니 치료법이 없는 것일까요? 아닙니다. 실질 장기인 자궁이 사라졌다고 해도 증상을 완화시킬 수 있는 치료법이 있습니다. 자궁만큼의 지지력은 없지만, 자궁이 사라진 빈 공간은 시간이 지나면 다른 장기가 이동하면서 어느 정도 채워지게 됩니다.

다만 더 큰 문제는 수술 과정에서 단전의 원기가 손상된 것입니다. 단전의 원기가 손상되면 단전의 율동성이 떨어지면서 아랫배의 힘이 떨어지게 됩니다. 반대로, 단전의 율동성을 회복하는 치료를 하면 아랫배의 힘을 회복할 수 있습니다.

자궁적출 수술로 인해 깨진 단전의 율동성을 높여주는 보중익기탕 가미방, 팔미지황탕, 보음익기전 등의 처방이 아랫배의 힘을 회복하는 역할을 합니다. 여기에 더불어 복부에 직접 보양 약침을 시술하는 것도 좋은 효과가 있습니다. 아랫배에 힘이 생기면 허리가 펴지면서 소화기가 제대로 활동하게 되고, 목과 허리의 통증이 사라지게 됩니다.

자궁적출 수술로 인해 아랫배에 힘이 없으면서 허리가 구부러지는 현상은 연세가 드실수록 더 심해질 수 있습니다. 수술 후 이러한 증상이 있다면 방치하지 말고 바로 치료받으시길 바랍니다.

●

허로(虛勞)

부인과 진료를 하다 보면 자궁적출 수술 후에 피로가 풀리지 않고, 감기 몸살 증상이 떠나지 않는다고 말씀하시는 중년 이후의 여성분들을 자주 뵙게 됩니다. 이는 노화가 빨리 진행되는 증상, 즉 '허로(虛勞)'와 관계가 깊습니다.

『동의보감』에서는 "노화는 혈이 쇠약해지는 것이다"라고 하였습니다. 즉, 노화 과정의 핵심은 혈이 말라가는 것으로 보았고, 그 노화의 과정이 여러 가지 원인으로 인해 빠르게 진행되는 것을 허로라고 하여, 매우 중요하게 다루었습니다.

계절로 비유하면, 허로는 가을 이후에 모든 것이 건조해지고, 마르면서 겨울을 향해가는 과정에서 나타나는 변화와 같다고 할 수 있습니다. 여기서 자궁적출 수술의 문제점을 다시 한번 생각해보겠습니다.

먼저, 자궁의 역할에 대해 살펴볼까요. 자궁은 12경맥이 모이는 장부입니다. 전신의 기와 혈이 자궁에 모였다가 다시 흩어지는 운행을 반복하게 됩니다. 혈이 자궁에 모이므로 자궁을 혈지부 즉, 혈이 모이는 집이라 이름하였습니다. 이렇게 중요한 장기인 자궁을 적출하면 혈의 생성과 운행에 문제가 생기는 것은 당연합니다.

이렇게 혈의 생성과 운행의 작용이 약해지면, 안 그래도 노화로 내 몸의 혈이 마르게 되는데 혈이 부족해지는 속도가 더 빠르게 진행이 됩니다. 그래서 자궁을 적출하면, 혈이 마르면서 진행되는 노화가 더 빨라져서 허로의 증상으로 나타나게 되는 것입니다.

자궁적출 수술의 후유증으로 인해 다음과 같은 허로의 증상이 나타나게 됩니다.

- 추웠다가 더웠다가를 수시로 반복한다.
- 전신이 쑤시고 아프다.
- 감기 같은 몸살기가 계속 돌고, 감기약을 먹어도 낫지 않는다.
- 발열과 함께 땀이 줄줄 흐른다.
- 입맛이 없고, 소화 기능이 떨어진다.
- 항상 피로하고, 눕고 싶다.

이처럼 자궁적출 수술로 인한 허로 증상을 치료하기 위해서는 무엇보다 보(補)하는 약재를 써야 한다고 하였습니다. 보하는 약재란, 따뜻하나 지나치게 열(熱)하지 않고, 자윤(滋潤)하나 느끼하여 정체되지 않는 약재를 의미합니다. 자궁적출 수술의 후유증을 치료하기 위해서는 십전대보탕, 인삼양영탕, 팔물탕 등 허로를 치료하는 순한 처방을 사용합니다.

음식으로는 오곡, 콩, 제철과일, 나물 등의 담담한 맛을 내는 음식을 골고루 드시는 것이 좋습니다. 이상으로 자궁적출 수술의 후유증 중 허로의 증상에 대해 말씀드렸습니다. 보통 한의원에 내원하실 때는 수개월에서 수년 동안 고생하시다가 오시는 경우가 많은데 미루지 마시고 바로 치료를 받으시는 것이 좋습니다.

자궁적출 수술 후에 주의할 음식

자궁적출 수술의 후유증을 피하기 위해서는 몸조리가 중요합니다. 그중에서도 특히 음식에 대한 주의가 중요합니다. 자궁적출 수술은 내 몸의 장기를 제거하는 큰 수술입니다. 그래서 자궁적출 수술 후에는 염증이 빨리 아물 수 있도록 하고 덧나지 않도록 음식을 조심하는 것이 매우 중요합니다.

독자 여러분 대부분은 더운 여름에는 염증이 덧나기 쉽다는 사실을 알고 계시리라 생각합니다. 한의학에서는 습열, 즉 습기와 열이 합쳐지면 몸의 조직이 물러져서 약해지는 것으로 봅니다. 삼복더위에 육류나 생선을 상온에 두면 쉽게 상하는 것처럼 우리 몸 내부에서도 비슷한 현상이 벌어집니다.

우리 몸 내부는 체온이라는 일정한 열이 존재하는데 외부에서 열을 높이는 요인들이 더해지면, 수술로 상해 있는 조직은 쉽게 덧나게 됩니다.

자궁적출 수술 후에 조심해야 할 첫 번째 음식은 술입니다. 술은 열독을 포함하고 있습니다. 또, 주독이 빠져나가지 않으면 습열이 형성되기 쉬운데 습열이 생기면 안팎을 불문하고 상처나 조직이 바로 상하게 됩니다.

두 번째는 면과 빵 등 밀가루 음식들입니다. 밀가루 음식은 인체에서 열을 발생시키는 작용을 합니다. 밀가루를 주식으로 삼는 사람들이 사는 기후는 대체로 기온이 낮은 편입니다. 또, 밀가루 음식은 땀구멍을 적당히 막아서 체온이 밖으로 빠져나가는 것을 방지하는데 이는 수술 후 조직의 염증에서 생기는 열이 피부를 통해 밖으로 빠져나가는 것도 막게 됩니다.

세 번째로 양고기, 소고기, 닭고기 등의 고기를 구워 먹거나 생선을 구워 먹는 것을 피하는 것이 좋습니다. 한의학에서는 구운 음식들을 열독을 포함한 것으로 봅니다. 구우면서 생기는 열독이 배 속에서 발열 현상을 일으킵니다.

네 번째는 튀김 종류입니다. 기름진 음식을 먹게 되면 몸속에서 발열 현상이 나타나 상처 부위의 염증이 쉽게 가라앉지 않고 덧나게 됩니다.

다섯 번째로 두부도 피하시는 것이 좋습니다. 두부에 들어간 간수의 성분이 뭉치는 작용을 해서 염증 부위의 순환을 방해합니다. 다만 순두부는 적극 추천합니다. 육류 섭취가 쉽지 않은 상황이니 순두부를 통한 단백질 섭취를 권해드립니다.

 마지막으로 찬물, 찬 음료를 마시지 않는 것이 좋습니다. 차게 마셔서 소화되지 않은 수분이 수독이 되어 배 속에 그대로 머물면서 주머니를 형성하는데 한방에서는 이를 과낭이라고 합니다. 과낭이 생성되면 소화불량, 발열 등의 현상이 생길 수 있습니다. 수술 직후뿐 아니라 장기적으로 계속해서 찬물과 찬 음료는 조심하시는 것이 좋습니다. 이치에 맞는 음식 관리를 통해서 자궁적출 수술 후 빠른 회복을 하시기를 바랍니다.

2

난소

난소낭종
다낭성난소증후군

난소낭종

난소낭종의 증상

난소낭종은 난소에 발생하는 낭성 종양으로, 내부가 수액 성분으로 차 있는 물혹을 의미합니다. 전체 난소낭종 중 95% 이상이 양성이며, 양성은 배란과 호르몬의 연관성에 따라 다시 기능성(생리적) 낭종과 양성 난소 종양으로 구분할 수 있습니다.

기능성(생리적) 난소낭종은 배란 과정에서 발생 가능하며 배란 과정에 장애가 있을 때에 생기는 경우가 많습니다. 가임기 여성의 배란 과정 중에 흔히 발생하며 8cm를 초과하는 경우는 드물고 대개 수주에서 수개월 내에 자연 소실됩니다.

양성 난소 종양은 자궁내막종, 기형종, 장액성 또는 점액성 난소낭종 등으로 원인은 뚜렷하지 않으며, 염증성 낭종(농양)은 골반염증이 원인이 되기도 합니다.

난소낭종은 평소에는 자각 증상이 없다가 심한 생리통, 배란통 등으로 초음파 검사를 받고, 발견하게 되는 경우가 많습니다. 일부 난소낭종의 경우, 배란 장애와 생리불순, 복부의 통증과 팽만감, 대소변 시 불편함, 요통의 원인이 될 수 있으며, 낭포가 파열될 경우 복강 내 출혈과 급성 복통을 일으킬 수 있습니다. 난소낭종이 있을 때, 배란통이 격월로 심해지기도 하는데, 이는 배란이 좌우 한쪽씩 번갈아가면서 일어나기 때문입니다.

난소낭종으로 없었던 물혹이 의외로 크게 자리 잡고 있으면 여러 가지 걱정이 앞서게 됩니다. 더 커지지 않을까, 다른 문제가 생기지 않을까, 임신에는 문제가 없을까, 수술을 하지 않고 치료해야 하는데 등 이런저런 생각이 마음을 어지럽게 합니다.

그러나 다행히도 난소낭종은 한방 치료의 우수한 효과가 임상과 논문으로 검증된 바가 있는 질환입니다. 개인적으로도 난소낭종에 대한 다양한 치험례가 있습니다.

난소낭종의 한방 치료

양방 의학에서는 난소낭종이 8cm 이하인 경우에는 주로 지켜보면서 추적 관찰하고, 그 이상일 경우 수술을 권유합니다. 몇 개월이 지나도 난소낭종의 크기가 줄어들지 않으면 초조해지기 쉬운데, 수술의 경우 난소의 기능을 손상시킬 우려가 있고, 수술을 하더라도 난소낭종의 원인이 사라진 것이 아니니 재발할 확률이 높습니다.

또, 먹는 피임약(에스트로겐)으로 호르몬 치료를 하기도 하는데, 호르몬제의 부작용도 우려되며, 임신을 염두에 둔다면 사용할 수 없는 치료법이라고 생각합니다. 난소낭종은 한방 치료를 통해 줄어들고, 관리될 수 있으므로, 향후 임신과 출산을 생각한다면, 적극적인 한방 치료를 받는 것이 좋습니다.

난소낭종은 한의학의 병명으로는 '산증(疝症)'에 해당합니다. 산증은 한기가 아랫배에 침범하여, 생식기에 생기는 질환으로 여성의 경우에는 난소의 문제로 나타나게 됩니다. 산(疝)은 한자를 풀어보면 산(山) 자와 병질엄부(疒)가 합쳐진 것으로 볼 수 있는데, 이는 산의 좌우 균형이 무너져 병들었다는 뜻입니다.

남자의 인체에서는 고환을, 여성의 경우 난소를 좌우의 균형을 잡아주는 추로 볼 수 있는데 산증은 균형추가 고장 나서 생기는 질환을 의미합니다. 좌우의 균형이 무너진 것이므로 산증은 주로 한쪽으로 나타나게 됩니다. 산증의 통증은 아랫배에서 시작하여 옆구리를 둘러서 허리까지 이어지게 됩니다. 통증의 정도는 극심한 편으로 『동의보감』에 '손등이 벗겨질 때까지 방바닥을 긴다'는 표현이 있을 정도입니다.

산증을 치료하는 처방은 난간전, 반총산, 오적산 등으로 아랫배의 혈행을 활발하게 하여 한기를 몰아내고, 통증을 제거하는 데 초점이 맞춰져 있습니다. 상기 처방을 복용하게 되면, 난소 부위의 혈류량이 늘면서, 난소의 운동의 활발해지게 됩니다. 이 과정에서 고여 있던 삼출액이 체내 흡수를 되면서 부풀었던 낭종이 쪼그라들면서 소실됩니다.

난소낭종의 치료와 재발 방지에는 한방 치료가 좋은 효과가 있습니다. 갑자기 생긴 난소낭종에 너무 당황하지 마시고, 한방으로 근본을 치료하시기 바랍니다.

난소낭종의 재발을 막으려면

난소낭종 수술 후에 낭종이 재발하여 내원하신 분들을 자주 뵙게 됩니다. 왜 재발되고 어떻게 해야 재발을 예방할 수 있을까요? 보통 난소낭종 수술을 선택하신 이유를 여쭤보면 발병 초기에는 아쉽게도 한방 치료를 고려해볼 여유가 없었다고 말씀들을 하십니다. 난소낭종의 특별한 자각 증상은 없었지만 초음파로 검진한 결과 낭종의 사이즈가 크게 나와서 병원에서 권하는 대로 수술을 하게 되었다고 하시는 분들이 대부분입니다.

주로 난소낭종의 크기가 커지면 난소의 염전 증상으로 인한 난포 파열이 우려된다고 하여 수술을 권유받게 됩니다. 난소낭종의 수술은 난소낭종만 제거하기도 하지만 경우에 따라서는 난소를 함께 제거하기도 해서 생각보다 큰 수술이 되기도 합니다.

그런데 막상 말씀을 들어보면 낭종의 사이즈가 추적 관찰의 경계가 되는 크기인 8cm 전후여서 안타까움이 더해질 때가 많습니다. 군이 수술을 받지 않고도 난소낭종의 크기를 줄여나가는 한방 치료를 받으면서 관리를 했다면 응급 상황의 확률을 훨씬 낮춰 수술 없이 충분히 치료할 수 있었을 텐데 말입니다.

이렇게 수술을 하고 나면, 3개월에서 6개월마다 정기 검진을 하는데 짧게는 몇 개월에서 길게는 수년이 지나고 검사를 통해 난소 낭종의 재발을 확인한 다음에야 한방 치료를 받기 위해 내원하시는 경우가 많습니다.

난소낭종이 처음 발병한 까닭이 체질적 원인을 치료하지 않았기 때문이라면 재발한 까닭은 난소낭종으로 이어진 잘못된 생활습관을 개선하지 않았기 때문입니다. 앞서 난소낭종이 산증에 해당한다고 말씀드렸습니다. 산증은 한기(寒氣)가 아랫배에 침범하여, 생식기에 생기는 질환으로 여성의 경우 난소의 문제로 나타나게 됩니다. 그런데 문제는 똑같은 한기를 받아도 체질에 따라 손상되는 정도가 다르다는 것입니다.

한기에 약한 체질은 산증이 잘 생길 수 있어 평소에 찬 기운에 손상되지 않도록 더욱 주의를 기울일 필요가 있습니다. 손발이 평소에 찬 체질이라면 각별히 조심해야 합니다. 한사(寒邪)가 몸에 침입하면 기와 혈이 수축되면서 경락을 따라 정상적으로 운행하지 못합니다.

배와 손발에 흐르는 경락에 기와 혈이 제대로 통하지 않으면 배가 차지고, 수족이 냉해집니다. 즉, 수족이 냉하다는 것은 복부가 냉해지고, 자궁과 난소의 활동성이 떨어져서 난소낭종이 생기기 쉬운 상태라는 뜻입니다. 따라서 손발이 차다면 정확한 체질 치료를 통해서 아랫배를 따뜻하게 하여 난소낭종이 생기는 원인을 제거해야 합니다.

그렇다면 난소낭종의 재발을 유발하는 생활 습관은 어떻게 교정해야 할까요. 체질적으로 하복부가 쉽게 차가워진다고 모두 난소낭종이 생기지는 않습니다. 체질적인 요인 외에 배를 차게 만드는 생활 습관이 난소낭종의 발병이나 재발에 큰 영향을 줍니다. 난소낭종이 발병하는 원인이 되었던 생활 습관을 고치지 않는다면 똑같은 결과가 나타날 수밖에 없습니다.

그래서 『동의보감』에서는 난소낭종에 해당하는 산증을 예방하기 위해 다음과 같은 점을 조심하라고 했습니다.

① 과식, 기름진 음식, 찬 음식을 피하라고 하였습니다. 음식을 지나치게 많이 먹거나 튀긴 음식, 기름기가 많은 육류 등을 즐기게 되면, 당연히 소화기에 무리가 가게 되고 체내에 노폐물이 쌓이며, 내장 지방이 늘어나게 됩니다.
이는 자궁과 난소의 운동성을 떨어뜨리는데, 바로 이 과정에서 난소의 움직임이 느려지고, 물혹이 생길 수 있습니다.

② 얇은 하의, 짧은 양말, 배꼽이 드러나는 상의 등 몸을 보호하

지 못하는 옷 입기는 한기가 하체의 경락을 통해서 아랫배로 들어가는 것을 막을 수 없습니다. 이로 인해 난소와 자궁의 운동성이 떨어질 수 있습니다.

③ '겨울철에 멀리 다니지 말라'고 하였습니다. 겨울의 장시간 야외활동 역시 하복부를 차게 하여 난소낭종의 발병 원인이 될 수 있습니다. 추운 날씨에 산에 오르거나 장시간 걷는 것을 피하시기 바랍니다.

이상으로 난소낭종이 왜 재발하게 되는가에 대해 살펴보았습니다. 수술하고 난소낭종이 사라졌다고 안심할 수도 없지만, 재발했다고 낙담할 필요도 없습니다. 원인을 없애는 근본 치료와 생활 습관의 교정을 통해 난소낭종의 재발을 예방하고, 아랫배의 건강을 관리해나가는 것이 중요합니다. 특히, 임신을 계획하고 있는 여성이라면, 가급적이면 한방 치료를 통해 난소낭종을 치료하시기를 권해드립니다.

난소낭종·기형종 수술 후 치료 3단계

난소낭종 및 난소기형종 수술 직후에는 세 단계로 한방 치료를 하는 게 좋습니다. 첫 단계는 수술 직후의 치료입니다. 수술 후부터 추웠다가 더웠다가 하고, 몸에 오한이 생겨 감기 기운이 돌고, 사람에 따라 갈증이 나는 증상, 울렁거리는 구역감, 가래가 끓는 증상, 수술 부위가 따끔거리고 아픈 증상, 설사 등이 함께 나타납니다. 이는 수술 부위가 잘 아물지 못하고 벌어진 부위에 계속 염증 반응이 생겨서 나타나는 현상들이라고 할 수 있습니다.

수술 후에 이러한 증상을 보이는 환자를 진찰해보면, 맥은 빠른데 추위를 느끼거나, 맥이 느린데도 열감을 느끼는 특유의 맥(옹저의 맥)이 나타나게 됩니다. 수술 부위가 완전히 아물지 못하면, 염증이 지속적으로 생겼다가 아물었다가 하는 과정에서 조직에 유착이 생길 수도 있고, 전체적인 체력 저하와 난소 기능의 저하를 유발하게 됩니다.

염증으로 부풀어진 조직의 염증 물질을 제거하고 진정시키는 치료 작용을 하는 가미불환금정기산과 수술 부위에 생긴 농을 배출하고, 새살을 빨리 돋게 해주는 가미십전탕, 십전대보탕 등의 배농생기(排膿生肌) 해주는 처방을 사용하여 치료합니다.

두 번째 단계의 치료는 한기로 인해 차가워진 하복부를 따뜻하게 하여 난소와 자궁의 혈류를 개선해서 다시 낭종이 생기지 않도록 하는 것입니다. 산증은 한기가 아랫배에 침범해 생식기에 생기는 질환입니다. 한사가 몸에 침입하면 경락을 따라 기와 혈이 정상적으로 운행하지 못합니다.

특히 하복부의 순환이 이루어지지 못하면 난소에서 관을 통해 삼출물이 잘 빠져나가지 못하고 저류되어 낭종을 이루게 됩니다. 아랫배를 따뜻하여 순환을 활발하게 하고, 한사에 잘 상하게 않도록 하는 것이 중요합니다. 온열한 처방과 약침으로 치료하면, 낭종의 크기가 감소하거나 사라지고, 하복부와 옆구리 통증 등 제반 증상도 함께 치료됩니다.

세 번째 단계는 지친 난소를 회복시켜 난소의 가장 중요한 기능인 배란을 원활하게 만드는 치료입니다. 난소 기능 저하는 보통 생리의 이상으로 나타나게 됩니다. 생리 주기가 느려지거나 빨라지며, 생리 양이 줄어들거나 많아지는 것을 수개월 동안 반복하면서 생리가 두 달, 석 달씩 안 오다가 끊어지게 됩니다.

대개 이러한 이상은 AMH(항뮬러 호르몬) 수치의 감소를 통해 알 수 있습니다. 사물탕, 대영전, 팔물탕 등의 혈이나 기혈을 보충하는 처방을 통하여 자궁과 난소의 혈액 공급이 잘 이루어질 수 있도록 하면 AMH 수치가 정상으로 돌아가는데 이는 많은 논문을 통해 검증되었습니다.

평소에 비위가 허한 체질은 비위의 치료를 통해 혈을 만들어내는 기능을 향상시킴으로써 난소에 혈을 공급하는 기능을 좋아지게 합니다. 또한 신장이 생식 기능을 담당하므로, 신장이 약한 체질은 신장 기능을 회복하는 것이 난소의 배란 기능이 정상으로 돌아오게 하는 데 있어서 매우 중요합니다.

난소 기능의 회복은 여성의 건강뿐만 아니라 성공적인 임신과 직결되므로 수술 후에 반드시 지친 난소를 건강하게 회복시킬 필요가 있습니다. 바른 치료를 통해 수술 후의 후유증과 재발을 예방하고, 난소의 기능을 정상화하시기 바랍니다.

●
겨울철에 심해지는 난소낭종

매년 입동이 지나면서 급하게 추워지면 겨울이 다가오는 것을 실감하게 됩니다. 겨울이 되면 평소에 난소낭종으로 하복부에 통증이 있던 분들은 통증이 더 심해집니다. 이는 하복부에 위치한 난소가 추위로 인해 혈행이 나빠지면서 난소낭종 증상이 심해지기 때문입니다.

이번 절에서는 난소가 추위에 약한 이유와 겨울철에 난소낭종이 심해지지 않도록 하는 생활 습관에 대해 말씀드리겠습니다. 여기에는 개인적인 가설이 많이 들어가 있다는 점을 미리 알려드립니다.

먼저 난소의 구조와 역할에 대해 살펴보겠습니다. 난소의 구조를 보면 자궁에서 한 가닥 인대가 나와 있고, 그 끝에 난소가 달려 있습니다. 난소의 한쪽 끝은 자궁에서 나온 나팔관이 배란이 된 난자를 잡아챌 준비를 하고 있습니다.

난소는 자궁에 붙어 있지 않고 멀찍이 떨어져 있습니다. 몸속에 있지 않고, 몸 밖으로 나와 있는 고환과 비슷합니다. 난소와 고환은 상동 기관으로 같은 기관이 발생 단계에서 남녀에 따라 달라지는 곳입니다. 고환은 정자를 만들어내고 저장하는 기관으로 발열을 피해 몸 밖으로 나오게 되었습니다.

이와 마찬가지로, 난소도 난자를 저장하고 성숙시키는 기관으로 평소에 온도가 너무 오르면 안 되기 때문에 온도가 높은 다른 장기와 간격을 두고 독립적으로 위치해 있다고 생각합니다. 우리가 봄에 파종하고 남은 씨앗을 저장할 때는 밀봉해서 냉장 보관하는 이유와 비슷하지 않을까요? 상온에서 보관한 씨앗은 발아하지 못할 가능성이 높다고 합니다.

그러한 까닭에 겨울이 되어 체온이 낮아지게 되면 제일 먼저 추위에 충격을 받는 곳이 평소에 온도가 낮은 난소와 고환입니다. 그런데 난소는 고환과 달리 한 가지 변화가 더 있습니다. 바로 배란입니다. 평소에 낮은 온도에 저장되어 있던 난소는 정자를 만나 수정하기 위해 발아를 합니다.

배란기가 되면 기초 체온이 오르는데 이는 배란이 되어 수정되었을 때 수정란이 잘 자라기 위해 몸이 봄의 상태로 되는 것이라고 생각하시면 될 것 같습니다. 아랫배가 추워지고 난소의 운동성이 떨어지면 이러한 배란에 문제가 생기게 됩니다. 배란 과정에서 난포에 물이 차는 난소낭종이 발생하는 것입니다.

겨울철에는 이러한 병증이 시작되기 더 좋은 환경이 조성됩니다. 그래서 겨울철에는 추위를 피하고 몸을 따뜻하게 하는 생활 습관이 중요합니다. 겨울철 산행 등의 장시간 야외활동을 피하는 것이 좋고 옷은 따뜻하게 입어야 합니다. 특히, 하체를 따뜻하게 하는 옷을 입고, 양말은 발목의 복숭아뼈 위를 5cm 이상 덮으시기 바랍니다. 하체의 냉기는 발목을 통해서 들어오기 때문입니다. 아울러 따뜻한 물을 수시로 마셔서 하복부의 혈행을 돕는 것이 좋습니다. 반신욕도 권해드립니다.

겨울철에 심해지는 난소낭종을 다스리기 위해 한방에서는 겨울에 하복부에 생기는 냉기를 몰아내는 오적산, 반총산, 난간전 등의 처방을 사용하여 난소 부위의 혈행을 촉진시키는 치료를 합니다. 이를 통해 낭종에 차 있는 수분이 저절로 밖으로 배출되면 낭종의 크기가 줄어들 수 있습니다. 아울러 하복부에 약침 시술을 통해서 통증을 치료하면 통증으로 인한 불편이 감소합니다.

난소는 생명의 근원이 되는 난자를 품고, 매달 배란이라는 변화를 통해 새 생명을 잉태할 준비를 하는 곳입니다. 평소에 낮은 온도가 유지되어야 하기에 추위에 약한 특이점이 있습니다. 이 점에 잘 유의하셔서 난소가 건강한 겨울을 보내시길 바랍니다.

●

난소낭종 치료로 뱃살까지 쏙

난소낭종을 치료하다 보면 환자분들이 배가 들어가 옷이 헐렁해지는 기분이라고 말씀하시는 분들이 있습니다. 의외의 효과에 즐거워하시는 분들에게 저는 한방 치료의 원리로 보면 당연한 일이니 꾸준히 치료하시면 더 좋은 효과를 본다고 격려해드립니다.

난소낭종을 치료하면 왜 뱃살까지 빠지게 되는 걸까요? 쉽게 자연 현상에 빗대어본다면, 물의 부피는 얼었을 때 가장 커집니다.

마찬가지로 배의 혈행이 떨어지고, 하복부의 운동성이 떨어져서 복부 내부의 온도가 내려가면 아랫배의 부피가 커지게 됩니다.

이렇게 아랫배가 차가워지면 음식물 찌꺼기인 식적, 물이 소화가 안 된 수독, 자궁의 어혈 등이 쌓여서 복부의 운동성을 더 저해합니다. 이물질이 쌓여서 운동이 안 되고, 운동이 안 되니까 이물질이 더 쌓이는 악순환이 계속되는 것입니다. 복부 비만의 과정은 난소낭종이 더 심해지는 과정이라고 할 수 있습니다.

이러한 난소낭종은 신온한 약재 즉, 맵고, 따뜻한 약재로 하복부를 순환시켜 정체된 한기를 제거하면서, 배를 따뜻하게 하는 원리로 치료합니다. 그 과정에서 그동안 쌓여왔던 식적, 습담, 어혈이 같이 배출됩니다. 이렇게 되면 난소 부위의 혈류량이 늘면서, 난소의 운동이 활발해지고 고여 있던 삼출액이 체내로 흡수되면서 부풀었던 낭종이 쪼그라들면서 소실됩니다.

더불어 복부의 운동성이 개선되고 이물질이 제거되면 부피가 커졌던 복부는 점차 줄어들기 시작합니다. 더 재미있는 점은 그동안 복부 순환이 안 되어 어두워졌던 배의 색깔까지 밝아지는 현상입니다. 이는 복부를 지나는 경락의 소통이 원활해지고 있다는 증거로서 치료가 잘 되고 있다는 지표로 볼 수 있습니다. 이처럼 한방 치료와 함께 생활 습관을 잘 관리하면 난소낭종의 치료는 물론

복부 비만까지 한 번에 해결할 수 있습니다.

난소낭종 내원 환자분들의 유형과 치료 사례

① 30대 초반 미혼 여성

우측 난소낭종 진단. 크기는 6cm 정도. 우측 하복부에서 허리까지 이어지는 통증을 호소. 배란이나 생리 시 통증이 극심해 응급실에 간 적 있음. 수술을 권유받은 상황에서 내원했으며 무엇보다 통증이 줄어들기를 바람.

② 40대 초반 기혼 여성(2명 출산)

3년 전 좌측에 난소낭종으로 좌측 난소 절제술을 받았는데 이번에는 우측에 난소낭종이 8cm 이상으로 커졌다고 진단받음. 석 달 전 초음파 진단상으로는 3cm 미만이었으나 갑자기 낭종의 크기가 커졌다고 함. 하복부의 통증이 심한 편은 아니나 생리할 때만 통증. 이미 좌측 난소 절제술을 받은 상황이라 다시 수술하는 것에 대한 부담이 큰 상황. 문진 결과 식습관에 문제가 있는 상황이어서 치료와 함께 식습관을 개선할 것을 권함. 맥주와 찬 음료를 즐기는 편이어서 이를 꼭 끊어야 하는 이유에 대해 열심히 설명해드렸음.

③ 20대 중반 미혼 여성

20대 초반에 우측 난소낭종의 진단을 받았는데 크기가 점점 커져서 어머니와 함께 내원. 생리통이 심한 편이고, 소화 기능이 약한 편. 소화 기능이 떨어지는데 밀가루 음식을 주 3회 이상 먹고 있었음. 복진상 복부가 전체적으로 경직되어 있었고, 특히 우측의 난소 위쪽의 압통이 심한 편. 정기적인 약침 치료가 꼭 필요한 상황이어서 주 2회 이상 침 치료를 두 달 정도 진행. 밀가루 음식과 찬 음식을 끊고 치료를 꾸준히 받아서 복부의 경직이 풀어지면서 난소낭종을 비롯한 소화기 증상까지 함께 치료됨.

④ 30대 후반 신혼 여성

난관(나팔관)수종과 난소낭종, 두 가지 문제로 내원. 좌측 난소낭종으로 크기는 3.5cm 정도. 나팔관수종으로 난임인 상황으로 1년 전 나팔관 조영술을 시행했으나 다시 막힌 상황. 수종과 낭종 모두 아랫배의 운동성이 떨어지면서 정상적인 수액 대사가 이루어지지 않아서 생기는 증상으로 보고 치료. 아랫배의 율동성을 높이는 치료를 통해 정체된 수분의 흡수를 촉진하는 치료를 진행. 약침 치료를 병행함. 치료 후 1년 뒤 산후조리약 복용을 위해 내원.

⑤ 30대 중반 직장 여성

난소낭종과 자궁근종으로 내원. 진단상 기 순환에 문제가 생기기 쉬운 체질. 이러한 체질은 신경을 쓰거나 스트레스를 받으면 배꼽 아래의 기해혈 부위가 경직되면서 자궁과 난소의 순환에 문제가 생기기 쉬움. 최근에 직장에서 크게 스트레스를 받을 일이 있었는데, 그 후에 난소낭종이 갑자기 커진 상황으로 석 달 만에 2.5cm에서 6cm로 커짐. 목에 이물감이 심한 매핵기, 불면증 등의 심신증이 있어서 일단 기의 울체를 풀어주는 것을 급선무로 보았음. 기가 소통되고 정상적인 순환이 회복되면 맺혔던 것들이 풀리는 원리로 치료함.

⑥ 40대 초반 미혼 여성

양측에 우측 3cm, 좌측 5cm 난소낭종 진단. 생리통이 심하고 추운 날씨에 업무 관계로 야외활동을 하고 나면 좌측 하복부부터 허리까지 심한 통증이 생겨서 불편함을 호소. 잘 때도 숙면을 못 할 정도로 간헐적 통증으로 고생. 반총산을 처방하고, 하복부를 따뜻하게 하는 보양 약침 치료와 온열 치료를 병행. 치료하면서 인상 깊었던 것은 복부의 살이 빠지는 현상이었음. 지방 분해로 인한 것보다 굳어 있던 복부가 풀리면서 전체적인 복부 사이즈가 줄어드는 느낌을 줌. 난소낭종이 좋아지려면 결국 전체적인 건강이 좋아져야 한다는 점을 다시 한번 생각하는 사례였음.

※ 난소낭종의 크기와 하복부 통증 정도가 꼭 비례하지는 않았습니다. 체질, 하복부의 경직 정도, 식습관 등이 난소낭종의 통증에 더 큰 영향을 주었습니다. 난소낭종의 크기가 줄어드는 속도는 사람에 따라 어느 정도 차이가 있지만 대체적으로 두세 달 정도 기간 내에 현저한 크기의 변화가 있었습니다. 낭종 내부의 수분이 저류된 것이 빠져나가면 크기가 줄어들기 때문에 다른 여성 질환에 비해 그 크기의 변화가 빠르지 않나 생각합니다.

다낭성난소증후군

●

다낭성난소증후군의 진단

최근에 스트레스, 식습관 문제, 운동 부족 등으로 인해 미혼 여성의 다낭성난소증후군이 늘고 있습니다. 다낭성난소증후군의 가장 큰 문제는 무월경, 무배란으로 인한 난임입니다. 특히, 결혼을 앞둔 신부라면 마음이 조급해지기 쉽습니다. 그럴수록 다낭성난소증후군을 부작용 없이 근본적으로 치료해서 정상적인 생리 주기를 회복하는 것이 중요합니다.

다낭성난소증후군의 임상 증상은 다음과 같습니다.

① 만성 무배란의 증상

배란이 일어나지 않아 희발성월경(1년에 8회 미만 또는 35일보다 긴 주기로 나타나는 월경), 무월경(임신이 아니면서 3개월 이상 월경 없을 경우)이 생깁니다. 또는 불규칙적인 출혈 양상이 나타나는 기능성 자궁 출혈이 나타나기도 합니다. 배란이 일어나지 않으므로, 난임으로 이어질 수 있습니다.

② 고안드로겐 혈증

남성호르몬인 안드로겐의 과다 분비로 다모증, 여드름의 증상이 나타납니다. 다모증은 가장 흔한 임상 증상이지만, 한국을 포함한 동양인에게는 발생 빈도가 낮은 편입니다.

③ 초음파 검사상 다낭성난소의 소견

한쪽의 난소가 2~9mm 직경의 난포가 12개 이상 관찰되거나 난소의 부피가 10㎤ 이상 늘어나 있으면 다낭성난소증후군으로 판단할 수 있습니다.

위의 세 가지 증상 중 두 가지 이상에 해당할 경우를 다낭성난소증후군으로 진단합니다. 다낭성난소증후군 치료는 처음에 호르몬 치료로 시작하는 경우가 많습니다. 문제는 배란 유도제인 클로미펜이나 방향화 효소 억제제인 페마라 등이 정상적인 생식 기능을 약화시킬 수 있기 때문에 건강한 임신과 출산에도 영향을 미칠 수 있다는 점입니다. 그래서 다낭성난소증후군의 치료는 몸을 전체적으로 치료해서 몸 상태를 회복함으로써 정상적인 생리 주기를 찾게 하는 것이 중요합니다.

다낭성난소증후군의 체질별 한방 치료

다낭성난소증후군의 한방 치료는 체질 구별이 중요합니다. 먼저, 환자의 몸 상태가 비만인가 아닌가를 구별하는 것부터 시작해야 합니다. 한국 여성은 다낭성난소증후군으로 진단을 받아도 비만이 아닌 비율이 높기 때문에 감별 치료가 더욱 필요합니다.

첫째로 비만인 경우의 한방 치료에 대해 알아보겠습니다. 비만 중에서도 복부 비만이 다낭성난소증후군의 원인이 되는 경우를 한방에서는 습담으로 인해 발병하였다고 봅니다. 이 경우에는 체내의 수분 대사가 제대로 이루어지지 않고 정체되면서 체중 증가와 함께 부종, 오심, 소화불량 등의 증상이 동반하여 나타납니다. 특히, 물이 낮은 곳으로 흐르듯이 정체된 수액이 하복부에 머무르게 되면 자궁과 난소가 차가워지면서 운동성이 떨어지고, 배란과 월경이 원활하지 않게 됩니다.

이때는 먼저, 습담을 제거하고, 하복부의 운동성을 높이는 처방과 약침 치료를 병행합니다. 도담탕 가미방, 이진탕 가미방, 육군

자탕 등을 통하여 제습거담(除濕祛痰)하고, 하복부를 따뜻하게 하는 약침을 사용합니다. 아울러, 생활 습관 교정을 통한 지속적인 체중 감량이 필요합니다. 식습관을 교정하고 지속적인 운동을 하는 것이 중요합니다. 이는 건강한 임신과 출산을 위해서도 필수적입니다.

둘째, 비만이 아닌 경우의 다낭성난소증후군의 한방 치료는 비만의 경우보다 더 정확하게 변증하여 접근하는 것이 필요합니다. 이 경우는 발병 원인을 스트레스로 인한 배의 경직으로 하복부의 운동성이 떨어지거나 신장이 허해지면서 생식 기능도 떨어지는 것으로 볼 수 있습니다.

셋째, 간비울결(肝脾鬱結)이 원인인 경우의 한방 치료입니다. 평상시에 생각이 지나치게 많고, 하나의 생각에 집착하기 쉬운 사람에게 해당됩니다. 흔히, '피가 마른다'는 경우로 '사려(思慮)'라는 심장과 비장의 활동이 과도하여 혈을 손상하면 자궁과 난소로 가야 할 혈이 부족하게 되면서 생기게 됩니다. 심비의 혈을 보충하고 울결을 풀어주는 귀미탕 가미방을 사용하고, 심장과 비장의 울결을 풀어주는 약침 치료를 병행합니다.

넷째, 기체(氣滯)가 원인인 경우입니다. 주로 기가 실하여 기가 체하기 쉬운 기과의 체질에게 잘 발생합니다. 기과는 하복부의 기해혈(氣海穴·배꼽 3~5cm 아래) 부위가 경직되기 쉬운데 복진을 하면, 그 부위가 단단하고 통증이 심하게 나타납니다. 하복부가 경직되면서 혈행이 정체하면, 자궁과 난소에 어혈이 생성되면서 배란 기능이 떨어집니다. 계지복령환, 반총산, 난간전, 온경탕 등을 통하여 막힌 기를 소통하고, 어혈을 제거합니다. 기해혈을 풀어주는 약침 치료도 병행합니다.

다섯째, 신허(腎虛)가 원인인 경우입니다. 신장의 기능인 신기(腎氣)는 생식 호르몬 대사와 직접적인 관련이 있고, 신음은 생식 기능에 필요한 진액을 공급합니다. 신허하게 되면, 남녀를 불문하고 생식 기능 저하가 나타나게 됩니다. 이때 발열, 도한, 소변불리, 요통 등의 증상을 동반할 수 있습니다. 신기탕, 대영전, 육미지황탕 등의 처방을 사용하고, 신기를 돋구어주는 약침 치료를 병행하여 신장을 치료하면, 월경이 정상적으로 돌아오게 됩니다.

다낭성난소증후군은 치료에 시간이 걸릴 뿐이지 대부분 예후가 좋아서 생리 주기가 정상으로 돌아오고 임신에도 성공하니 너무 걱정하지 마시고 꾸준히 치료받으시길 권합니다.

한국형 다낭성난소증후군

앞서 다낭성난소증후군은 체질 구분이 중요한데 먼저 비만인지 아닌지를 나누는 것부터 시작한다고 말씀드렸습니다. 한국 여성은 다낭성난소증후군으로 진단을 받아도 비만이 아닌 비율이 높다고도 설명해드렸습니다. 이번에는 다낭성난소증후군에서 비만인 경우와 그렇지 않은 경우의 비율이 구체적으로 얼마나 되는지와 비만을 동반하지 않은 다낭성난소증후군의 치료 원리에 대해 더 짚어보겠습니다.

다낭성난소증후군의 주요 원인은 주로 비만으로 인한 대사 이상 즉, 고인슐린 혈증이 호르몬의 불균형을 일으켜 무배란으로 이어지는 것으로 봅니다. 그런데 이는 주로 서구 여성의 일반적인 기준으로 볼 때는 맞는 말이지만 한국 여성에게 그대로 적용하기에는 문제가 있습니다.

실제로 임상에서 다낭성난소증후군으로 내원하시는 분들을 치료해보면 비만인 경우가 생각보다 많지 않다는 사실을 실감하곤 합니다. 국내 대학병원과 난임클리닉의 합동 조사 결과를 참조해보면 다낭성난소증후군으로 내원하시는 분들의 특징을 알 수 있습니다. 조사 결과 다낭성난소증후군 진단을 받은 여성 중 비만 여성의 비율은 20% 정도이고, 복부 비만인 여성은 33% 정도였습니다.

다낭성난포는 96%에서 관찰되었는데 고안드로겐 혈증은 절반인 47% 정도에서 관찰되었습니다. 대사 질환인 이상지질 혈증은 35.7%, 당뇨병 전 단계는 20.8%, 당뇨병은 3.5%, 대사증후군은 13.7% 정도에서 관찰되었습니다. 조사 결과를 요약하면 다낭성난소증후군으로 내원하는 경우에 '실제 비만은 20~30% 정도로 많지 않다'입니다.

이 밖에 다모증 같은 경우에도 서구의 다낭성난소증후군 환자들의 경우에는 50~80% 정도인데 한국 여성의 경우 7.1% 정도로 굉장히 낮게 나타나는 연구 결과가 있습니다. 이러한 결과들을 바탕으로 보면 다낭성난소증후군의 치료는 한국인의 체질과 상황에 맞는 한방 치료가 더 적합하다고 생각합니다. 비만이 아닌 경우의 다낭성난소증후군 치료의 핵심은 소통과 신장 기능 강화입니다. 정신적인 과로나 스트레스로 인해 생기는 뇌와 자궁·난소의 호르몬 분비 축의 이상을 소통을 통해 정상으로 회복시키는 치료와 신장을 강화하여 생식 호르몬의 분비를 촉진시키는 치료를 체질과 증상에 맞추어 진행합니다.

병이 생긴 원인이 다르다면 치료법 또한 달라져야 합니다. 영상 진단을 통해 똑같이 다낭성난포의 양상을 확인할 수 있더라도 다낭성 난포가 형성된 원인이 다르다면, 일률적으로 배란 유도제인 클로미펜이나 방향화 효소 억제제인 페마라 등의 호르몬 요법을 통해서 치료하는 것은 다시 한번 생각해볼 필요가 있습니다. 다낭성난소증후군은 현재의 건강뿐만 아니라 미래의 임신과 출산에도 연결되는 질환입니다. 안전하고 검증된 한방 치료로 다낭성난소증후군을 치료하시길 권해드립니다.

다낭성난소증후군과 복부 비만

다낭성난소증후군이 생기는 주요 원인 중 하나는 고인슐린 혈증의 발생으로 인한 호르몬의 불균형으로 볼 수 있습니다.

고인슐린 혈증이 생기는 가장 큰 원인은 체중 증가입니다. 그런데, 단순한 체중 증가보다 더 중요하게 생각해야 하는 부분은 바로 복부 비만입니다. 따라서 다낭성난소증후군과 복부 비만은 함께 치료해야 합니다.

한의학에서는 복부 비만의 원인을 습담이 아랫배에 쌓이기 때문으로 봅니다. 습담이란, 체내의 수분이 제대로 대사되지 못해서 몸의 여기저기에 쌓인 병리적 물질을 말합니다.

이러한 습담들이 배 속에 쌓이게 되면서 복부가 냉해져서 운동성이 떨어져 복부가 잘 움직이지 못하게 되어 습담을 잘 배출하지 못하고 다시 습담이 더 쌓이는 악순환을 일으킵니다. 이렇게 복부가 점점 커지면서 복부 둘레가 증가합니다.

문제는 외부로 복부 둘레가 증가하는 만큼 내부로도 내장 지방이 생성되어 자궁과 난소를 압박한다는 사실입니다. 당연히 자궁과 난소의 운동성이 떨어지면서 온도가 내려가고 흐름이 정체됩니다. 결국에는 내장 지방이 자궁과 난소에 접착하게 되면서 기능이 급격히 저하되고 무배란 현상까지 이어집니다.

이를 한의학에서는 '습담이 아랫배로 흐르면 월경이 폐(閉)한다'고 표현하였습니다. 즉, 아랫배에 습담이 쌓여서 생리가 끊어진다는 뜻입니다. 호르몬 불균형으로 인해 생기는 다낭성난소증후군의 병리를 보다 직관적으로 표현했다고 할 수 있습니다.

그렇다면 한방에서는 어떻게 습담을 제거하여 복부 비만과 다낭성난소증후군을 치료할까요? 습담이 많아져 복부 쪽에 정체되면, 물이 낮은 곳으로 흘러 모이듯이 정체된 수액이 하복부에 머무르게 되면서 자궁과 난소가 차가워져 운동성이 떨어지고, 배란과 월경이 원활하지 않게 됩니다.

이런 경우에는 습담을 제거하면서, 하복부의 운동성을 높이는 처방과 약침 치료를 병행합니다. 도담(導淡)시켜 습담을 제거하여 뱃살을 빼고 무월경을 치료할 목적으로 도담탕에 당귀, 황련, 천궁을 가감해서 투여합니다. 이진탕으로 직접 습담을 없애기도 하고 경우에 따라서는 기를 돋우거나 비위를 보하면서 간접적으로 습담을 다스리기도 합니다.

육군자탕이나 보중익기탕이 효과적입니다. 하복부를 따뜻하게 하는 보양 약침을 함께 시술하면 습담을 제거하면서 복부 비만 감소와 자궁과 난소의 운동성을 회복하는 데 좋은 효과가 있습니다.

아울러 생활에서는 습담을 형성하는 식습관을 조심해야 합니다. 칼로리를 꼼꼼하게 관리하면서 음식의 종류와 온도까지 신경 써야 합니다. 찬 음식이나 찬 음료를 조심하고, 기름기가 많은 음식을 줄이는 것이 좋습니다. 생야채나 날음식을 과하게 먹지 말고, 우리 몸과 맞지 않는 수입 과일이나 수입 맥주 등은 가급적 피하시길 바랍니다. 유통 과정이 긴 견과류나 수입 기름 종류는 몸속에서 그대로 끈적한 습담으로 전환됩니다.

예를 들어 다이어트 식단으로 양상추와 수입 견과류를 넣은 샐

러드를 냉장고에서 바로 꺼내서 올리브유를 듬뿍 넣고 양껏 먹은 후에 시원한 토마토 주스를 마신다면 몸속에서는 어떤 일이 생길까요? 앞서 말씀드린 내용을 바탕으로 여러분께서 상상해보시길 바랍니다.

습담 제거를 통해 복부 비만과 다낭성난소증후군을 치료하면 복부 비만이 감소하면서 아랫배의 율동성이 회복되고, 자궁과 난소의 운동이 정상으로 돌아오면서 규칙적인 배란이 다시 시작됩니다. 한방 치료와 올바른 식습관, 적당한 운동을 병행하여 다이어트와 다낭성난소증후군의 치료라는 두 마리 토끼를 모두 잡으시길 바랍니다.

●

다낭성난소증후군으로 인한 무월경 치료 2단계

다낭성난소증후군의 가장 대표적인 증상은 배란이 일어나지 않아 생기는 희발성월경이나 무월경입니다. 희발성월경은 1년에 8회 미만 또는 35일보다 긴 주기로 나타나는 월경을 말하고, 무월경은 임신이 아니면서 3개월 이상 월경이 없을 경우를 말합니다. 따라서 다낭성난소증후군 치료의 핵심은 무배란으로 인한 무월경의 상태를 정상적으로 생리하는 상태로 되돌리는 것입니다. 이를 위해 임상 경험을 바탕으로 2단계 치료법을 제시합니다.

1단계 치료의 목표는 일단, 끊어졌던 월경이 다시 시작되는 것입니다. 이를 위해서는 자궁과 난소의 운동성을 되살리는 치료가 중요합니다. 허해진 충임맥의 기혈을 보충하고, 막혔던 생리가 다시 터질 수 있도록 위아래로 소통시키는 치료를 병행합니다. 여기서 충임맥은 자궁과 난소로 흐르는 경락으로 충임맥이 허해지면 자궁과 난소의 기능이 저하되는 것으로 보았습니다.

즉, 1단계의 치료 과정은 보충과 소통을 위주로 하는 온경탕, 통경탕 등을 통해서 멈추어 있던 배란 과정이 다시 시작될 수 있도록 시동을 거는 치료라고 할 수 있습니다.

그다음으로 이어지는 2단계의 치료 과정 역시 중요합니다. 1단계의 치료 과정에서 생리가 시작되었다면 이 흐름이 이어져야 합니다. 자연계에 비유하자면 막혔던 개천이 뚫려서 물이 흐르더라도 개천가를 계속 정비해서 토사가 다시 개천에 유입되어 막히는 일이 없도록 관리는 하는 작업이 필요한 것과 같다고 할 수 있습니다.

막혔던 생리가 다시 시작되더라도 치료의 끝이라고 생각하면 안 됩니다. 애초에 다낭성난소증후군을 유발했던 식습관을 비롯한 생활 습관의 무엇이 문제였는지 다시 상기해볼 필요가 있습니다. 복부의 운동성을 저하시키는 밀가루 음식과 기름진 음식, 습담을 유발하고 자궁을 차게 만들었던 찬 음료와 찬물 등 좋지 않은 음식을 계속 조심해야 합니다. 내분비계를 교란시켰던 과도한 스트레스 또한 잘 관리해야 합니다. 물론 마음대로 되지 않을 수도 있지만 내 몸과 마음의 건강을 지킬 수 있는 방법을 찾아 실천해야 합니다.

저는 이러한 치료의 과정을 다시 생리가 시작한 후 100일까지로 봅니다. 생리 주기로 따지면 3번 정도 생리하는 기간에 해당합니다. '100일 기도', '산후조리 100일'과 같은 말도 있듯이, 100일은 여러 가지로 의미가 있는 숫자입니다. 이 기간 동안에는 1단계 치료를 통해 회복된 복부의 운동성이 다시 저하되지 않도록 한약 치료와 더불어 주기적으로 약침과 침 치료를 받는 것이 좋습니다. 이 정도 기간 동안 생리가 정상적으로 나온다면 난소의 기능이 정상적으로 작동하기 시작했다고 볼 수 있겠습니다.

물론 치료 과정이 다소 길게 느껴질 수도 있습니다. 그러나 한 번 흔들린 몸의 리듬을 다시 찾는 데는 그만큼의 시간이 필요합니다. 그 시간 동안 몸과 마음의 건강을 충분히 회복하는 것이 재발 방지를 위해서도 중요합니다. 다낭성난소증후군의 치료는 미래의 행복과도 연결됩니다. 다낭성난소증후군으로 인한 무월경 치료 과정이 다소 길지만, 인내심을 가지고 근본적으로 치료하시길 바랍니다.

다낭성난소증후군으로 인한 부정출혈

환자분들 중에는 다낭성난소증후군으로 진단을 받았는데 "저는 그래도 생리가 매달 있어요"라고 말씀하시는 분들이 종종 계십니다. 하지만 더 자세하게 문진을 하면, 정상적인 생리와는 다름을 금방 알 수 있습니다. 다낭성난소증후군으로 인한 부정출혈을 생리로 착각하기 쉬워서 생기는 일입니다.

다낭성난소증후군으로 인한 부정출혈은 출혈량이 소량이면서, 간헐적 지속적으로 나타납니다. 출혈이 이런 식으로 나타나는 이유는 다낭성난소증후군의 병리 기전과 관련이 있습니다. 다낭성난소증후군은 난포의 성장이 이루어지지 않아 배란이 안 됩니다. 이로 인해 난소에서는 프로게스테론이 분비되지 않고, 에스트로겐만 소량씩 분비가 됩니다.

소량의 에스트로겐으로 인하여 자궁내막이 제대로 증식되지 않기 때문에 소량의 자궁내막만 증식하다가 탈락되면서 출혈이 나타나고 또, 조금 지나서 자궁내막이 증식하다가 탈락되는 일들이 되풀이됩니다. 그래서 출혈의 양이 적으면서 불규칙적이고 지속적인 양상으로 나타나는 것입니다.

여기서 더 큰 문제는 자궁내막의 증식을 제한하고 주기적인 탈락을 일으키는 프로게스테론이 분비되지 않기 때문에 자궁내막이 비정상적으로 증식할 수도 있다는 점입니다. 자궁내막으로 가는 혈관이 점점 많아지고 내막선이 치밀해지면서 내막의 증식이 과도해지는 자궁내막증식증으로 이어질 수 있습니다.

따라서 외부적으로 에스트로겐(피임약)을 투여해서 일시적으로 생리 현상을 유발하는 방법은 자궁내막에 부담을 줄 수 있기 때문에 지속적으로 쓸 수 있는 치료법은 아니라고 생각합니다.

다낭성난소증후군의 출혈 증상이 있다면 근본적인 치료를 통해 뇌와 자궁 난소의 호르몬 분비체계를 바로잡는 것이 시급하고 중요합니다. 무월경이나 희발월경이 치료되어 규칙적으로 생리가 있다면 부정출혈 문제는 저절로 해결됩니다.

다낭성난소증후군과 질염(냉대하)

 자궁과 난소의 질환은 단독으로 오기도 하지만 두세 가지 질환이 함께 오는 경우가 많아서 증상만 쫓기보다는 그 원인을 찾는 것이 중요합니다. 다낭성난소증후군과 질염(냉대하)가 함께 발병한 경우의 치료와 관리에 대해 말씀드리겠습니다.

 한의학에서 보는 다낭성난소증후군의 원인은 담음(수독), 심기불통, 기체혈어, 비위허약, 신허증입니다. 냉대하증의 원인은 담음(수독), 양기의 부족, 자궁의 어혈로 나누어봅니다. 이 두 질환에서 공통이 되는 가장 큰 병인은 담음(痰飮)입니다. 담(痰)은 인체 내부의 진액이 탁해진 것이고, 음(飮)이란 마신 것이 온몸으로 흩어지지 못하고 혼탁해서 병이 된 것입니다.

 담은 걸쭉하고 탁하며 음은 상대적으로 묽고 말갛습니다. 위장에 담음이 있으면 배 속이 더부룩하고 꾸르륵거리며 물이 출렁거리는 느낌이 듭니다. 소화도 안 되고, 자주 메슥거려 헛구역질이 잦아집니다. 담음이 가슴 부위에 있으면 이유 없이 심장이 두근거리고 꽉 막힌 느낌이 들며 얼굴이 달아올랐다 식었다 합니다.

 또, 갑자기 눈앞이 캄캄해지며 어질어질합니다. 온몸이 여기저기 쑤시고, 저린 증상이 생기며 특히 밤에 심해집니다. 소변이 잦고, 막상 소변을 봐도 시원치가 않습니다. 배꼽과 명치의 중간인 중완을 누르면 심한 압통이 느껴집니다. 이외에도 속 쓰림, 두통, 견비통, 요통, 변비, 이명, 기침 등의 많은 질환이 담음과 연관이 있습니다.

물이 높은 곳에서 낮은 곳으로 흐르듯이 담음도 아래쪽으로 흘러내리게 됩니다. 이렇게 담음이 아랫배에 정체되어 머무르게 되면 자궁과 난소가 차가워지면서 운동성이 떨어지고, 배란과 월경이 원활하지 않게 됩니다. 이는 무배란, 무월경의 증상을 유발하는 다낭성난소증후군으로 이어질 수 있습니다.

그리고, 자궁 내까지 내려와서 머물던 수독은 최종적으로 하복부에 위치한 질 내의 분비물의 양을 늘립니다. 결과적으로 냉대하가 더 자주 그리고 많이 나타나게 됩니다.

그렇다면 다낭성난소증후군과 냉대하의 원인이 되는 담음을 어떻게 치료해야 할까요? 담음을 없애기 위해서는 우선적으로 원인이 되는 음식의 섭취를 조심해야 합니다. 담음은 지나치게 찬물이나 찬 음료, 찬 과일, 찬 음식을 과하게 섭취할 때, 익히지 않은 날음식(회, 생야채)을 과하게 먹을 때, 기름진 음식을 과식할 때 발생합니다. 이러한 음식을 조심하는 것이 담음을 치료하는 첫걸음입니다.

　한약 처방으로는 정체된 담음을 소통시키고 제거하는 이진탕 가감방, 온경탕, 도담탕 가감방 등을 사용합니다. 이 처방들을 사용하면 담음이 대, 소변을 통해서 빠져나갑니다. 또, 배를 따뜻하게 하고 담음을 제거하는 효능이 있는 약재로 만든 약침을 사용한 치료도 다낭성난소증후군과 냉대하를 완화시키는 데 좋은 효과가 있습니다.

　보통 질환명이 두세 가지로 복잡하게 나오면 어디서부터 치료해야 할지 난감해하기 쉽습니다. 다행히 한의학은 병명보다는 그 병을 만든 원인에 집중하여 치료하는 장점이 있습니다. 이러한 치료 방식을 설명해드리고 치료하면서 효과가 나타나는 것을 환자분들이 확인하고 좋아하시는 모습을 보면 자부심과 보람을 느낍니다.

3

나팔관(난관)

나팔관수종

질

나팔관수종

●

나팔관수종은 수술보다 한방 치료를

나팔관(난관)수종은 난임 요인의 약 25%를 차지한다고 합니다. 난관은 7~12cm가 되는 관으로 난소에서 배란된 난자와 체외에서 들어온 정자가 만나서 수정이 이루어지는 장소입니다. 난관에서 수정란이 형성되면 난관 속의 섬모들이 자궁 쪽으로 수정란을 이동시켜 자궁내막에 수정란이 안착되면서 임신이 시작됩니다. 이런 까닭에 난관수종으로 난관이 막히게 되면 난임이나 자궁외임신의 위험성이 높아지게 됩니다.

난관수종은 난관의 끝이 막혀 물이 차고 부풀어 오른 상태를 말하는데, 난관에 염증이 생기거나 자궁내막증 혹은 골반염 등으로 인한 난관의 유착으로 난관 끝이 막히거나 좁아져서 생기는 질환입니다. 난관수종으로 인해 난관에 차 있는 점액이 자궁 쪽으로 역류하여 배아의 착상을 방해하여 난임의 원인이 되기도 합니다. 이 점액에는 염증으로 인해 생성된 배아에 유해한 성분이 포함되어 있어 자궁내막의 환경에 좋지 않은 영향을 줍니다.

난관수종의 물 역류가 심한 경우는 소변 같은 느낌의 투명한 액체가 질을 통해 흘러나오기도 합니다. 산부인과에서는 난관수종으로 인해 난관이 폐색되면 정도에 따라 수술을 통해서 막힌 난관을 뚫는 난관 성형술을 실시하거나, 난관 절제술을 실시합니다. 난관수종으로 인해 난관에 고여 있는 염증성 점액의 역류가 임신에 장애를 일으키므로 절제술을 통해서 아예 난관을 제거하고, 시험관 시술을 통한 임신을 시도합니다.

그런데, 정말 수술이 유일한 치료 방법일까요? 난관수종은 수술보다는 한방 치료를 먼저 생각해보시기 바랍니다. 발생 초기에 아기가 엄마 배 속에서 남녀의 성별로 나뉘면서 생식기도 같은 기원에서 각기 다른 기관으로 나뉘게 됩니다. 그중에서 여성의 난소는 남성의 정소 즉, 고환에 해당합니다. 난관에 수종이 생겨서 붓듯이 정관이 협소해지고 막히게 되면 고환에도 수종이 생기게 됩니다. 그런데 고환 부위에 수종이 생겼다고, 치료법으로 고환 절제술을 고려하지 않는다는 사실은 모두 아실 겁니다.

이렇게 생식기 부위에 수종이 생기는 것을 한방에서는 산증으로 분류하였습니다. 산증이 생기면 산증의 원인이 되는 식적, 습담, 어혈을 처방을 통해 소통시키고 소멸시켜서 치료하였습니다. 특히, 한산(寒疝)증의 증상은 난소낭종에서 생기는 하복부에서 옆구리로 이어지는 통증과 일치하는데, 반총산이나 난간전 등을 통하여 복부를 따뜻하게 하고 막힌 곳을 소통시켜 치료합니다.

난관수종에서 삼출액이 고여 있다는 것은 복부가 냉하여 진액 대사가 이루어지는 관들이 좁아지면서 관속에 물이 머물러 있다는 의미입니다. 그 삼출액을 무조건 온열한 약으로 말릴 수는 없습니다. 『동의보감』의 산증의 치료법의 대요는 '흐르게 하고 소통시키는 방법'입니다. 따뜻하게 하고 소통시켜서 수축되었던 관이 넓어지면 삼출액이 저절로 빠져서 부풀었던 난관이 점차 줄어들게 됩니다.

밖으로 보이는 고환수종에 대한 증상과 치료법이 『동의보감』에 나와 있듯이 복부 내의 난관수종에 대한 증상과 치료법 역시 정확하게 수록되어 있습니다. 이러한 치료법의 효과는 학회의 논문과 임상을 통해 계속해서 검증되고 있습니다.

나팔관수종 염증의 한방 치료

아랫배의 난소 부위가 따끔거리고 아파서 영상 진단을 통해 나팔관수종으로 진단을 받고 내원하시는 분들이 계십니다. 앞서 한방에서는 나팔관수종을 산증으로 보고 치료한다고 말씀드렸습니다. 산증 치료에 앞서 반드시 체크해야 하는 부분이 있습니다. 나팔관수종은 병리상 염증 반응으로 인한 증상이 나타나기 쉽기 때문입니다.

나팔관수종은 난관의 끝이 막혀 물이 차고 부풀어 오른 상태인데, 난관에 염증이 있거나 자궁내막증 혹은 골반염 등으로 인해 생긴 난관의 유착으로 인해 난관 끝이 막히거나 좁아져서 발생합니다. 난관 안에 고여 있는 점액은 염증성 점액이라고 할 수 있습니다. 오랜 시간 정체돼 있으면서 염증이 점점 심해지면 해당 부위가 따끔거리면서 아프게 됩니다. 다음으로 으슬으슬한 몸살기와 오한이 생깁니다. 추운 느낌이 계속 들어서 옷을 껴입게 됩니다. 추웠다가 더웠다가 하면서 땀이 나는 경우도 있습니다.

그런데, 특이한 점이 있습니다. 통상적으로 우리 몸에 추운 느낌이 있으면 한증이기 때문에 맥이 느려집니다. 발열하면 맥이 빨라집니다. 그런데 체내의 염증 반응이 있으면 몸이 추워지면서 맥이 빨라지거나 반대로 발열하면서 맥이 느려집니다. 한방에서는 이러한 현상을 맥과 증이 상반된다고 하여 '옹저(癰疽)'가 생기려는 증상이라고 하였습니다.

옹저란 요즘 현대식으로 풀어보면 몸 안에 독성을 뿜어내는 악성 종양이 생겼거나 생기려고 할 때 나타나는 증상과 체내의 상처에서 생기는 염증으로 인한 반응을 포괄합니다. 나팔관수종의 경우에 오랫동안 고여 있던 점액이 조직에 염증 반응을 일으키고 그 염증독이 전신에 영향을 주는 옹저의 현상이 나타나기도 하는 것입니다.

그래서 진찰할 때 반드시 증상과 맥을 확인해서 옹저에 해당하는 증상이 있는지 없는지를 확실하게 해야 합니다. 산증에 대한 치료를 하기에 앞서 옹저에 해당하는 나팔관 주위의 염증 반응을 먼저 치료해야 하기 때문입니다. 치료는 가미불환금정기산이나 가미십전탕, 팔물탕 가감방 등의 처방을 사용합니다. 체질과 증상의 경중에 맞추어 처방하면, 해당 부위의 통증과 함께 몸살기, 오한기가 점점 사라지게 됩니다. 맥 또한 정상으로 복귀합니다. 이렇게 옹저의 증상이 해결되면, 그다음에 산증 치료를 통해 나팔관수종을 근본적으로 치료하는 것이 좋습니다.

나팔관수종 환자 중에 옹저의 증상이 있는 분은 아랫배의 따끔거리는 통증이 수시로 또는 정기적으로 나타나면서 몸살기로 항상 피곤합니다. 이러한 증상은 항생제와 진통제로 치료가 잘되지 않습니다. 그래서 수술을 권유받고 나팔관 절제술을 받는 경우가 많습니다. 문제는 나팔관 절제술 후에 난소 기능이 저하되면서 가임 능력이 떨어지는 것입니다. 나팔관수종은 한방의 단계별 치료를 통해 수술 없이 치료될 수 있습니다. 고민하지 마시고 한방의 비수술 치료를 받으시길 권해드립니다.

질

●

질염이 반복되고 입술까지 마르고 벗겨질 때

질염(냉대하)은 여성들을 불편하고 곤란하게 하는 질환입니다. 질에서 분비되는 점액을 냉이라고 하고, 냉의 성상이나 냄새가 비정상적으로 나오는 증상을 대하(帶下)라고 합니다. 보통 냉대하증을 '냉이 많아요'라고 표현합니다. 냉대하는 질염으로 인해 생기는 증상입니다. 냉대하를 치료하려면 당연히 질염을 치료하여야 합니다.

그런데, 질염은 '여성 생식기의 감기'라고 하여 반복하여 재발하는 경향이 있습니다. 질염이 반복되면 입술이 마르고 건조해져서 입술의 겉이 자꾸 벗겨지는 증상이 생깁니다. 왜 그러한 증상이 생기는 걸까요? 정상적인 질은 내부에 세균총이 존재해서 질 내부를 ph4.5의 약산성 환경으로 유지함으로써 외부 세균과 박테리아의 침입과 증식을 막는 면역 체계를 가지고 있습니다.

항생제와 항균제를 사용하면 질염이 일시적으로 치료되지만, 반복해서 복용하게 되면 질의 정상적인 생태계 유지에 필수적인 질 내 세균총이 감소하고, 기능이 약화되어 정상적인 면역 체계가 작동하지 않게 됩니다. 이렇게 질 내의 면역 체계가 무너지면 질염이 반복해서 생기고 우리가 냉 또는 대하라고 하는 분비물이 계속 아래로 흘러나옵니다.

한의학에서는 이렇게 계속 분비물이 흘러나오면, 우리 몸에 필요한 진액이 새는 것이라고 보았습니다. 진액이 샌다는 의미는 여성에게는 혈이 마른다는 의미와 같습니다. 진액과 혈은 상호 간에 전환하는 관계에 있기 때문입니다. 따라서 진액이 계속 새어 나오면 혈의 상태를 나타내는 입술이 마르기 시작합니다. 속이 마르면 겉껍질이 쭈글쭈글해지다가 벗겨지는 현상이 생깁니다.

한방 치료의 관점은 이렇게 새는 진액을 막아주는 것을 급선무로 봅니다. 진액이 왜 새는가를 살펴보고, 이를 치료하는 과정에서 질 내의 면역 체계가 회복되면 내 몸 스스로가 질 내로 들어오는 세균을 이길 수 있는 힘을 가지게 됩니다.

한의학에서는 여성의 몸에서 면역 체계가 약해져서 질염 즉, 냉대하가 생기는 이유를 다음과 같이 네 가지로 분류하여 치료합니다.

첫 번째로 비위가 허약하여 기운이 약해지면 생깁니다. 비위의 기운은 중기라고 하여 밑으로 처지는 기운을 끌어올리는 역할을 합니다. 중기가 약해지면 인체의 상부로 가야 할 진액이 밑으로 가라앉으면서 새게 되는데 이는 분비물이 분비되는 질염의 형태로 나타납니다. 비위허약으로 인한 냉대하의 증상은 10세 전후의 소아 때도 발생할 수 있습니다. 익위승양탕, 보중익기탕 등의 중기를 보충하는 처방을 통해 치료합니다.

두 번째로, 찬물이나 찬 음료를 우리 몸이 감당할 수 있는 양보다 과하게 섭취하여 체내에 수독(水毒)이 형성되면서 생깁니다. 물이 낮은 곳으로 흐르듯이 정체된 수액이 하복부에 머무르게 되면 자궁과 난소가 차가워지면서 운동성이 떨어지게 됩니다. 자궁 내까지 내려와서 머물던 수독은 최종적으로 하복부에 위치한 질 내분비물의 양을 늘립니다. 수독을 제거하는 이진탕 가감방을 통하여 치료합니다.

세 번째로 자궁이 충격을 받아 어혈이 생기면 발생합니다. 자궁에 어혈이 생길 만큼의 충격은 유산, 월경 기간 중 성관계, 출산후 잘못된 산후조리 등 여러 경우가 있습니다. 이렇게 충격으로 어혈이 생기면 자궁 내부의 순환 또한 온전하지 못하여 진액이 새는 부분이 생깁니다. 마치 그릇이 깨지면 새는 부위가 생기는 것과 마찬가지입니다. 자궁의 어혈을 제거하는 온경탕이 효과적입니다.

네 번째 마지막으로 장에 습기와 열기가 많이 쌓이면 생길 수 있습니다. 장에 습기와 열기 즉, 습열이 쌓이는 이유는 대부분 기름기 있는 음식이나 음주 등 고열량의 음식을 과도하게 먹었기 때문입니다. 습열로 인해 생기는 질염의 특징은 분비물의 색이 탁하고, 냄새가 강합니다.

『동의보감』에서는 습열로 인한 대하는 후미(厚味) 즉, 기름진 음식을 끊어야 낫는다고 되어 있습니다. 튀긴 음식, 과도한 육류 섭취, 치즈 등의 유제품이 이에 해당합니다. 치료는 습열을 제거하는 청열사습탕, 용담사간탕 등을 처방합니다.

지금까지 질염으로 인해 입술이 마르고 벗겨지는 현상이 생기는 이유와 질염의 한방 치료법에 대해 살펴보았습니다. 반복되는 질염으로 고생한다면, 항생제만 계속 쓰기보다는 한방으로 원인 치료를 하는 것이 좋습니다.

세균성 질염이 반복되는 이유와 한방 치료 원리

세균성 질염은 질염 중 40~50%를 차지하는데 다른 원인에 의해 생기는 질염에 비해 만성적으로 반복해서 생기는 경향이 있습니다. 분비물은 질벽에 발생하는 유착성 회백색의 생선 비린내가 나며 묽고 부드러운 우유나 크림 형태를 하고 있습니다.

세균성 질염으로 인한 냉대하로 고생하시다가 내원하는 분들을 진료하다 보면 공통적인 특징이 발견됩니다. 첫 번째는 반복적으로 질염이 발생한다는 사실입니다. 보통 피곤하면 재발한다는 경우가 많았습니다.

두 번째는 처음에 발병했을 때는 항생제나 항균제로 바로 치료가 되었는데, 점점 치료 효과가 약해지면서, 이제는 항생제를 길게 먹어도 잘 낫지 않는다고 호소하십니다.

왜 이런 일이 생겼을까요? 정상적인 질 내에서는 세균총 중의 유산균이 포도당을 분해해 만들어진 젖산으로 약산성의 환경을 유지합니다. 항생제와 항균제를 사용하면 질염이 일시적으로 치료되지만, 오래 사용하면 질의 정상적인 생태계 유지에 필수적인 질 내 세균총이 감소하거나 기능이 약화되는데 이는 정상적인 면역 체계가 작동하지 않는 것을 의미합니다.

특히 항생제에 대한 내성까지 생기게 되면 원인균에 대한 제거가 완전히 되지 않으며, 균을 제거했다고 하더라도 유익한 균까지 제거되므로 다시 적은 양의 균이 들어와도 감당할 수 없는 상황을 초래합니다.

한의학에서는 냉대하 증상이 생기는 이유를 자궁 내의 수독(水毒), 자궁의 어혈 등으로 인해 소복(少腹) 즉 아랫배의 혈액 순환이 안 좋아져서 아랫배가 차가워지는 것으로 보았습니다. 온도가 떨어진다는 것은 질 내의 환경이 변화한다는 뜻입니다. 정상적으로 활동해야 하는 유익한 세균총이 약화되고, 염증을 일으키는 세균들이 활성화되는 결과를 낳게 됩니다.

항생제나 항균제를 장복하면 염증을 가라앉히는 과정에서 배를 차게 하고 운동성을 떨어뜨려, 복용 초기에는 효과가 있으나 점점 치료 효과가 떨어집니다.

따라서 질염을 치료하기 위해서는 자궁의 운동성을 회복시켜 자궁과 질벽의 혈행을 원활하게 만들어 정상적인 질 내 환경을 유지해야 합니다. 이를 위해서는 우선 아랫배를 움직이는 힘인 원기를 보충해야 합니다. 동시에 자궁의 수독과 어혈을 제거하여 혈행의 방해 요소를 없애는 치료를 진행합니다. 이와 함께 생활 속에서 자궁에 좋지 않은 영향을 미치는 음식과 자세 등 생활 습관을 교정해서 재발을 방지합니다.

항생제로는 반복되는 세균성 질염을 근본적으로 치료할 수 없습니다. 내 몸의 자생력을 키워주는 한방 치료로 반복되는 질염에서 해방되시길 바랍니다.

질염 예방을 위해 조심해야 할 음식

'여성 생식기에 생기는 감기'라고 하는 질염은 여성의 약 75% 정도가 일생에 한 번은 경험하게 되는 흔한 증상입니다. 하지만 아무리 흔한 병증이라고 알고 있어도 막상 생식기 부위가 가렵거나, 냄새가 안 좋은 분비물이 흘러나오는 일이 반복되면 걱정이 커집니다.

처음에는 항생제를 통해 쉽게 치료되지만, 항생제로 인해 질 내부의 유익한 균도 죽어서 면역 체계가 무너지면 반복적으로 질염과 냉대하 증상이 생기게 됩니다. 이렇게 반복되는 질염을 예방하기 위해 제일 중요한 점은 무엇일까요?

제 임상 경험상 질염이 자주 생기는 분들은 소화기가 약한 경우가 대부분이었습니다. 질염을 치료하는 중에도 간간이 소화불량을 호소하시는 경우도 많고, 질염이 치료되는 과정에서 소화 기능이 좋아지는 것도 확인할 수 있었습니다.

　위장의 기능이 떨어지면, 위 내에서 식적담이라는 부산물이 형성되어 직접적으로 분비물 형태로 나타나기도 하고, 위장의 승양하는 힘이 약화되어 진액이 아래로 새는 현상이 생기기도 합니다. 질염과 위장의 기능은 이처럼 밀접한 관계가 있기 때문에 질염이 생기는 것을 예방하기 위해서는 음식 관리를 통하여 위장을 보호하고, 아랫배를 따뜻하게 유지하며 몸에 이물질이 쌓이지 않도록 조심해야 합니다.

　질염을 예방할 수 있는 음식 관리에 대해 말씀드리겠습니다. 첫 번째로 찬물이나 찬 음료를 조심해야 합니다. 찬물이나 찬 음료를 흡수하려면 인체에서는 에너지를 더 많이 소비합니다. 만일, 인체에서 이러한 수액 대사를 할 에너지가 부족하여 수분이 충분히 대사되지 못하면, 우리 몸의 조직 여기저기에 그대로 남아 있게 됩니다. 특히, 소화기에 고여 있다가 아래로 새게 되면 냉대하가 발생합니다.

　평소에 냉대하로 고민이 많은 분이라면 여름에 찬물과 찬 음료를 특히 조심하셔야 합니다. 한의학에서는 여름이 되면, 우리 몸의 겉은 뜨거워지고, 내부의 복부는 차가워진다고 했습니다. 삼복(三伏)이 되면 복부가 차가워지는 증상이 극에 달하여 보양식을 챙겨 먹었습니다. 복부가 차면 위장을 비롯한 소화기의 기능은 전반적으로 떨어집니다. 소화기의 기능이 떨어지면 수분을 흡수하는 기능 또한 떨어집니다.

여름에는 심왕신쇠((心旺腎衰)라 하여 화(火)의 장부인 심장에는 열이 몰리고, 수(水)의 장기인 신장은 약해집니다. 인체의 수액 대사를 담당하는 가장 중요한 장부인 신장이 약해지면 흡수된 물을 처리하는 기능도 약해지게 됩니다.

이렇게 물을 흡수하는 기능도 떨어지고, 대사시키는 기능도 떨어지는데 더위로 수분 섭취가 늘게 되면 수액 대사를 담당하는 소화기와 신장은 더 과로하게 됩니다. 이런 상황에서 찬물이나 찬 음료를 마시면, 수액 대사의 기능은 더욱더 현저하게 떨어집니다.

이렇게 체내의 수분 대사가 제대로 이루어지지 않아 몸에 정체되면 체중 증가와 함께 부종, 오심, 소화불량 등의 증상이 동반하여 나타납니다. 특히, 물이 낮은 곳으로 흐르듯이 정체된 수액이 하복부에 머무르게 되면 자궁과 난소가 차가워지면서 운동성이 떨어집니다. 그리고, 자궁 내까지 내려와서 머물던 수독은 최종적으로 하복부에 위치한 질 내의 분비물의 양을 늘립니다. 결과적으로 이렇게 냉대하의 양은 늘게 되는 것입니다.

질염을 예방하려면 두 번째, 생야채를 조심하는 게 좋습니다. 싱싱한 생야채는 건강식품이기도 하지만, 지나치게 많이 섭취한다면 배를 냉하게 만듭니다. 『동의보감』에는 "생야채에는 채독이 있기 때문에 양기(陽氣)를 떨어뜨린다"라고 되어 있습니다. 양기가 떨어지면, 인체의 체액을 꼭 필요한 곳으로 끌어 올리지 못하고, 밑으로 처지게 합니다. 그래서, 진액이 아래로 새어나가는 현상이 생기는데 이것이 냉대하의 형태로 나타나게 됩니다. 될 수 있으면 살짝 데치거나 볶거나 삶아서 채독을 제거하고 먹는 것이 몸에 이롭습니다.

세 번째, 기름진 음식과 술을 조심해야 합니다. 한의학에서는 '고량후미(膏粱厚味)'라 하여 기름지고 열량이 많은 음식이 습열(濕熱)을 만든다고 하였습니다. 습열이 많다는 것은 열대 밀림을 상상하시면 됩니다. 덥고 습한 밀림에서는 뭐든지 잘 썩거나 상합니다. 하초에 습열이 생기면, 생식기 내부에 나쁜 균이 잘 자라고, 염증이 잘 생길 수 있습니다.

네 번째, 매운 음식은 소화기에 어혈을 만들어 혈액 순환 장애를 일으킵니다. 매운 음식을 먹으면 소화기 여기저기에 충격을 주어, 미세한 혈관들이 충혈되어 혈행이 정체됩니다. 이러한 어혈들은 전체적인 혈액 순환에 장애를 주고, 자궁의 혈행에도 문제를 일으킵니다. 자궁은 혈이 모이는 장부라 하여 몸의 혈행의 상태를 제일 먼저 예민하게 반영하는 장부이기 때문입니다. 따라서 지나치게 매운 음식을 즐기는 것은 냉대하를 비롯한 각종 자궁 질환의 원인이 될 수 있습니다. 이상 네 가지 음식 관리를 철저히 하면 질염의 발생과 재발을 효과적으로 예방할 수 있습니다.

아이스 아메리카노는 질염 재발의 원인이 될 수도

앞서 질염 예방을 위해 찬 음료를 조심하라고 말씀드렸습니다. 그중에서도 특히 조심해야 할 음료는 아이스 아메리카노입니다. 질염으로 내원하시는 분들을 진찰하다 보면 아이스 아메리카노에서 병증이 시작되는 분들이 많아 특별히 말씀드려야겠다는 생각이 들었습니다.

먼저, 우리가 마시는 커피에 대해 생각해봅시다. 커피의 제조 과정은 한약의 조제 과정과 똑같습니다. 열매를 따서 로스팅하는 과정이 한약의 효과를 최대한 끌어내기 위해 좋은 향이 나도록 약재를 잘 볶는 법제를 하는 과정과 완전히 같거든요. 따라서 이러한 과정을 거치는 동안 바로 커피의 가장 큰 약리 작용인 카페인의 효과가 극대화됩니다.

카페인의 효과가 강심 작용과 각성 작용인 것은 커피를 마시면 카페인에 약한 분들이 가슴이 두근거리거나, 잠을 못 자는 불면의 부작용을 겪는 것을 주변에서 익히 보셨기 때문에 다 아시리라 생각합니다.

물리학적으로 생각해보면, 이러한 강심 작용과 각성 작용을 하는 동안에 혈류가 전반적으로 상부에 몰린다는 것을 알 수 있습니다. 상대적으로는 하복부로 가는 혈류가 줄어들겠지요.

그런데, 이런 커피를 얼음 넣고 차게 마시면, 어떻게 될까요? 자! 이제 카페인의 작용으로 혈류가 위로 몰렸습니다. 여기서 다시 물리학을 불러오면, 따뜻한 커피는 복부 혈행을 촉진시켜서 카페인의 강한 약리 작용으로 올라간 혈류를 어느 정도 다시 끌고 내려오는 중화 작용을 할 수 있습니다.

그러나 얼음이 가득한 차가운 아이스 커피라면, 복부를 차게 만들어 복강 내 혈관이 수축되어 복부 혈류량을 감소시킵니다. 위로 올라간 혈류가 내려오지 못하고 더욱더 위에서 머물게 되는 현상이 생깁니다. 열은 위로 올라가고, 복부는 더 차가워지는 괴리가 계속되면서 복부는 더 냉해집니다.

여기에 날씨까지 춥다면 한기가 아랫배로 침입하는데, 우리 몸은 이를 방어할 열이 없어진 상황이 됩니다. 이렇게 복부가 차가워지게 되면 혈행이 느려지면서 복부에 위치한 장기의 기능이 전반적으로 떨어집니다.

우리가 수액을 원활하게 대사하려면 물의 온도가 체온과 같아야 하는데 찬 음료를 마시면 수액을 덥혀야 하는 만큼 소화기와 신장 계통은 과로하게 됩니다. 이렇게 복부가 냉해지고, 수액 대사를 담당하는 장기의 기능이 떨어지게 되면 어떤 일이 생길까요?

대사되지 못한 수분이 위와 장에 머무르게 되었다가 서서히 우리 몸의 조직 속으로 스며들어 갑니다. 이 수분을 한의학에서는 수독(水毒), 담음(痰飮)이라고 합니다. 즉, 아이스 아메리카노가 수독의 원인이 됨과 동시에 복부를 차게 만들어서 상온의 물도 수독으로 변하게 할 수가 있습니다. 이렇게 생성된 수독은 자궁 내까지 내려와서 머물다 최종적으로 하복부에 위치한 질 내의 분비물의 양을 늘립니다. 이렇게 해서 질염이 재발하게 되는 것입니다.

이렇게 재발한 질염은 수독을 없애는 이진탕 계열의 처방과 배를 따뜻하게 하고 담음을 제거하는 보양 약침으로 치료할 수 있습니다. 하지만 무엇보다 중요한 것은 원인 제거겠지요. 따라서 아이스 아메리카노보다는 따뜻한 커피를 드시길 권해드립니다.

그래도 드시고 싶다면, 아이스 아메리카노를 마신 양의 2배 정도 되는 뜨거운 물을 마셔서 하복부의 온도를 높여주는 것이 좋습니다. 아이스 아메리카노, 좀 어려운 음료입니다.

질염과 생리불순을 동시에 치료하는 온경탕

온경탕은 여성의 질염으로 인한 냉대하 증상과 생리불순을 동시에 치료하며, 난임에도 효과적인 처방입니다. 온경탕은 『동의보감』「포문(胞門)」과 「부인문(婦人門)」에 수록된 처방입니다. 이 처방은 맥문동을 주약으로 하여 당귀, 인삼, 반하, 작약, 천궁, 목단피, 아교, 오수유, 육계, 생강 등의 약재로 구성되어 있습니다.

처방 해설을 보면 충임맥이 허하거나 손상되어 월경이 빨라지거나 느려지거나 혹은 한 달에 2번이 오거나 그냥 건너뛰는 등의 증상과 유산 등으로 인해 자궁에 어혈이 생겨 입술이 건조해지고, 손발과 가슴에 번열이 생기고, 아랫배가 차면서 아파서 오랫동안 임신을 못 할 때 쓴다고 되어 있습니다.

자궁의 어혈은 유산 후 잘못된 조리, 정신적인 스트레스, 하복부를 압박하는 자세, 맵거나 뜨거운 음식 등이 몸에 충격을 주면 그 충격이 고스란히 자궁에 전달되어 발생합니다. 그만큼 많은 여성들이 겪을 수 있는 문제라 할 수 있습니다.

자궁에 어혈이 생기면, 자궁 쪽의 혈행이 좋지 못하게 되어 아랫배가 차가워집니다. 이로 인해 자궁과 연결되는 질 내부의 면역 체계가 무너지면서 자궁의 감기라고 할 수 있는 질염에 반복적으로 걸리게 됩니다.

온경탕은 자궁의 어혈을 제거하면서 아랫배의 혈행을 개선시켜 하복부를 따뜻하게 하고, 반복적으로 생기는 질염으로 인한 냉대하 증상을 치료합니다. 자궁의 어혈을 제거하는 기전과 같은 원리로 충임맥(衝任脈)이 허하여 생리불순이 오는 증상을 치료할 때도 온경탕을 처방합니다. 충임맥은 자궁과 난소의 기혈 순환을 담당하는 경맥입니다.

충임맥이 약해졌을 때 온경탕으로 진액을 보충하고 자궁을 따뜻하게 하여 자궁 내의 혈액 순환을 개선시키면, 자궁내막의 생성과 탈락이 원활하게 됩니다. 즉, 월경이 고르게 되고, 이는 난임 치료로 이어지게 됩니다. 온경탕을 복용하면 다음과 같은 점이 개선됩니다.

① 생리 주기가 고르게 됩니다.
② 입술이 건조하여 자꾸 벗겨지는 것이 사라집니다.
③ 경락의 순환이 좋아져서 얼굴의 기미가 벗겨집니다.
④ 입 주변의 피부 트러블이 치료됩니다.
⑤ 질염으로 인한 냉대하가 치료됩니다.
⑥ 배가 따뜻해져 추위를 덜 타게 됩니다.

지금까지 여성 질환 치료의 명방(名方) 중 하나인 온경탕에 대해 말씀드렸습니다. 온경탕은 개인적으로도 좋은 경험이 많은 처방입니다. 생리불순으로 고생하던 수험생, 계류 유산 후 반복해서 질염에 걸린다는 여성, 임신 문제로 친정 엄마와 함께 내원했던 새댁 등 다양한 환자분들이 온경탕 복용 후 좋은 효과를 보았습니다. 덕분에 여성 질환 치료에 있어서 한의학의 우수성에 대해 한층 더 자신감을 가질 수 있었습니다.

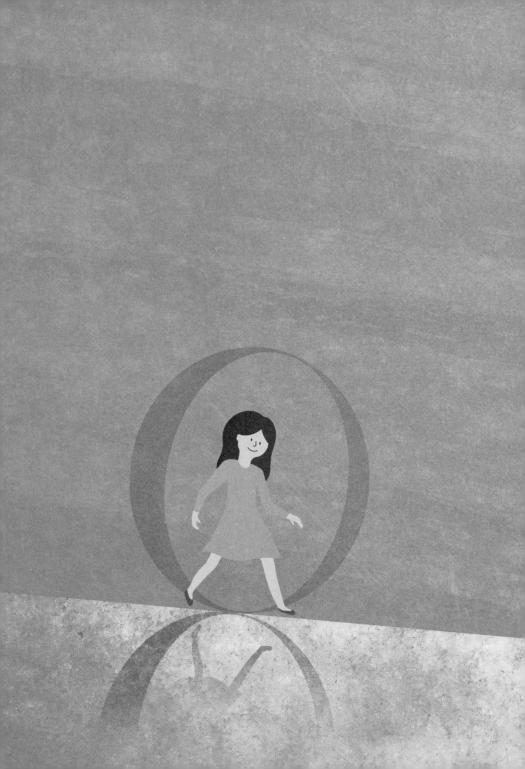

2편

월경 관련 질환

1

생리는 여성 건강의
신호등

생리통

생리불순

무월경

생리 전 증후군

생리통

●

진통제 의존보다 원인 치료를

생리 때마다 심한 통증이 동반한다면, 진통제에만 의존할 것이 아니라 원인을 찾아 근본 치료를 해주는 것이 필요합니다. 생리통은 생리 기간 동안 발생하는 아랫배 통증, 허리 통증, 유방통을 뜻하며 몸살, 부종, 소화불량 및 신경질, 우울감 등의 증상들을 동반하기도 합니다.

생리통은 일차성(원발성) 생리통과 이차성(속발성) 생리통으로 분류합니다. 일차성 생리통은 자궁의 특별한 기질적인 질환이 없이 자궁 내부에서 프로스타글란딘이 증가하여 자궁을 강하게 수축시키기 때문에 발생합니다.

이차성 생리통은 자궁내막증. 자궁선근증, 자궁근종, 자궁 내 피임장치, 골반 울혈증후군 등 골반 내부의 질환으로 인해 발생합니다. 이차성 생리통의 경우 통증의 원인이 되는 기질적 질환을 함께 치료해야 합니다. 한방 치료와 정기적인 검진을 통해 기질적 질환의 호전을 확인해가며 생리통 치료를 같이 병행하는 것이 좋습니다. 이차성 생리통의 원인 치료는 앞서 1편에서 질환별로 심도 있게 다루었습니다.

생리통은 진통제의 반복적인 복용보다 원인 치료가 필요합니다. 생리통을 진통제로 버티는 분들이 많은 것 같습니다. 일시적인 통증이라면 한두 번 정도 진통제로 넘어갈 수는 있습니다. 하지만 장기적으로 진통제를 반복해서 사용하는 것은 여성 건강에 좋지 않은 영향을 줍니다.

진통제는 소화불량, 메스꺼움, 피로감, 설사 등의 부작용을 일으킬 수 있습니다. 또, 자궁 수축을 도와 자궁 내 혈액을 배출시키는 프로스타글란딘을 지나치게 억제하여 혈의 배출을 방해함으로써 오히려 자궁 내부에 어혈이 생성되기도 합니다. 어혈은 생리통을 악화시켜 더 많은 진통제를 필요로 하게 되고, 과량의 진통제는 자궁 수축을 더욱 방해하는 악순환이 반복됩니다.

자궁 내의 어혈 상태가 장기화되거나 심해지면 자궁근종, 자궁내막증 등의 자궁 질환이 발생할 수 있습니다. 따라서 진통제를 반복적으로 사용하는 것보다 안전하고 효과적인 원인 치료를 받는 것이 좋습니다.

여성클리닉을 운영하면서 생리통을 치료하다 보면, 그동안 임신이 힘들었던 분이 쉽게 임신하기도 하고, 평소에 피부가 좋지 않아 고생하시던 분의 얼굴이 곱고 환해지는 것을 보기도 합니다. 이밖에 의외로 소화불량이 쉽게 낫는 경우를 보기도 하고, 복부 비만이 사라지고 배가 쏙 들어가는 것을 보기도 합니다. 그때마다 '여성 건강의 기본은 자궁 건강에 있다'는 한의학의 원리를 실감합니다.

●
생리통의 네 가지 유형별 한방 치료

앞서 말씀드린 원리를 바탕으로 체질 진단을 통해 생리통의 유형을 네 가지로 분류하여 치료합니다.

① 기체(氣滯)로 인한 생리통
생리통은 신경이 예민하거나, 기과(氣科)의 여성에게 더 심하게 나타나는 경향이 있으며 기과(氣科) 여성 중에서도 코가 크고 얼굴빛이 검은 여성에게 많습니다. 기과 여성의 경우 항상 기보다 혈이 성하여 기의 운행이 원활하지 못하여 기가 잘 체하는 증상이 나타납니다.

기과는 흔히 말하는 '화병'이 많이 생기는 체질로 자신의 속내를 쉽게 터놓지 못하다 보니 가슴속에 쌓이는 것이 많아, 영화나 드라마를 보면 자신도 모르게 눈물이 나기도 하고, 쉽게 우울증에 빠지기도 합니다.

기의 순환이 원활하지 않게 되면 기의 운행을 담당하는 아랫배의 활동성이 떨어지며, 이로 인해 자궁의 운동성 또한 떨어지게 됩니다. 이때 손, 발과 아랫배가 차가워지는 현상이 생깁니다.

기의 운행을 원활히 하며 아랫배를 따뜻하게 하는 한약 처방과 함께 기가 울체된 것을 풀어주는 약침 시술 및 배를 따뜻하게 하는 온열 치료를 통해 기체 증상으로 인한 생리통을 치료합니다.

② 기혈이 허해서 오는 생리통

기혈이 부족하면 항상 피곤하고 어지럼증이 있으며 생리가 끝난 후에도 통증이 지속됩니다. 이는 생리로 인한 실혈(失血) 때문에 평소에 부족한 혈이 더 부족해지면서 나타나는 현상입니다. 입술이 자주 마르고 트는 여성, 피부가 건조하고 거친 여성, 머리카

락이 많이 빠지거나 윤기가 없고 가늘어지는 여성이 이런 경우에
속합니다.

기혈이 부족한 여성의 경우, 생리 전후로 병이 많이 생기게 되는
데 두통이나 소화불량, 속 쓰림 등의 증상이 생리와 함께 주기적
으로 찾아옵니다. 기혈이 허하여 생긴 생리통의 치료법은 바로 기
혈을 보충하는 방법입니다.

기혈을 보하는 가장 좋은 방법은 평소에 잘 먹고, 잘 자는 것인
데, 의외로 그렇게 쉽지만은 않기도 합니다. 잘 먹는다는 것은 영
양가 있는 음식을 때에 맞추어 골고루 먹고, 해로운 음식을 피하
는 식생활을 말합니다.

잘 자는 방법은 그래도 좀 할만합니다. 잠을 자는 동안 우리 몸
의 혈이 보충됩니다. 우선, 충분한 수면 시간을 확보해야 합니다.
특히, 호르몬 분비가 왕성한 밤 11시에서 다음 날 2시까지는 숙면
을 취하는 것이 중요합니다. 이때 대뇌가 쉬고, 뇌하수체가 작동
해야 자궁과 난소에 작용하는 호르몬이 원활하게 분비됩니다.

올바른 생활 습관을 실천하면서 기혈을 보충하는 사물탕, 가감
팔진탕, 가감사물탕을 체질에 맞추어 적절히 투여하면 생리통뿐
만 아니라 전반적인 건강 상태가 개선됩니다. 기혈을 보하는 한약

처방과 함께 기혈을 생성하는 근본이 되는 위의 기능을 약침 시술과 온열 치료를 통해 보강하여 기혈부족으로 인한 생리통을 치료합니다.

③ 아랫배가 차가워서 오는 한습(寒濕)으로 인한 생리통

자궁이 냉하면 혈이 제대로 순환하지 못하고 뭉치기 쉽기 때문에 생리통으로 고생하게 됩니다. 손발이 찬 여성, 입술 색이나 얼굴빛이 푸른빛을 띠는 여성, 손바닥의 어제 부분이 푸른 여성, 배가 나온 여성 등은 한습으로 인한 생리통이 많은 편입니다.

손발이 차고 몸이 냉하면 자궁의 위치가 전굴되거나 후굴되는 경우가 많고, 자궁벽과 경관이 경직되어 심한 통증이 생기게 됩니다. 체질적으로 몸이 차기 때문에 찬 음료나 찬 음식으로 인해 아랫배의 통증이 심해지는 경우가 많고, 무엇보다 겨울이 되어 찬바람이 불기 시작하면 냉기가 아랫배로 들어가 통증이 심해지기도 합니다. 복부를 따뜻하게 하는 오적산, 온경탕 등의 처방을 사용하고, 보양 약침으로 복부의 혈액 순환을 촉진합니다.

④ 담음(수독)으로 인한 생리통 · 복부 비만의 생리통

담음은 몸속에서 소화 · 흡수되어 피나 진액으로 변하지 못한 탁한 물이라고 생각하면 됩니다. 담음이 많은 경우 배 속에서 꾸르륵거리는 증상, 속이 메슥거리고 멀미가 심한 증상이 생기며 눈

밑의 다크서클이 진하게 나타나고, 복부 비만이 심해집니다.

과도한 담음으로 인하여 자궁의 혈액 순환에 장애가 생기고, 자궁의 운동성이 떨어지게 되면, 생리 시에 자궁이 수축하는 과정에서 생리통이 심하게 됩니다. 담음으로 인한 생리통은 과체중인 경우에서 발생 비율이 높으므로 필수적으로 비만에 대한 치료를 병행해야 합니다.

담음을 제거하고, 체중을 감량하는 도담탕이나 이진탕과 복부의 지방을 분해하는 비만 약침 및 피난대도환을 활용한 식이요법을 통해 담음으로 인한 생리통을 치료할 수 있습니다.

생리통을 치료한다는 것은 여성을 건강하게 한다는 말과 같은 뜻입니다. 특히 심한 생리통이 지속된다는 의미는 자궁과 난소에 이차적인 병증이 생길 우려가 있다는 신호를 보내는 것이라고 할 수도 있습니다. 심한 생리통도 원인을 정확히 파악해서 단계별로 치료해나가면 통증이 점차 완화될 수 있습니다. 생리통이 심하다면 진통제에만 의지하지 말고 원인 치료를 받으시길 바랍니다.

생리통에 조심해야 할 음식

생리통이 심하다면 생리 기간 전후의 음식 관리에 더 조심해야 합니다. 생리 첫날에는 괜찮았는데 둘째 날부터 갑자기 생리통이 심해졌다고 울상을 지으며 내원한 여학생이 있었습니다.

전부터 치료받던 학생이라서 자세하게 진찰을 해보니 생리 첫날 저녁에 김밥을 과식한 것이 문제의 시작이라고 판단했습니다. 위장에 대한 침 치료 후에 식적을 제거하고 소화에 도움을 주는 평위산을 처방하였더니 이튿날 내원하였을 때는 생리통이 현저하게 줄었습니다. 생리통을 치료하다 보면 이러한 사례를 자주 접합니다. 생리가 순조롭게 진행되다가 과식이나 소화불량에 의해 생리통이 심해지거나 반대로 생리 기간 중에 소화기에 탈이 자주 생기기도 합니다. 왜, 그럴까요?

약간 복잡할 수 있지만 한방의 '장상론(臟象論)'이라는 이론을 통해 설명을 드려보겠습니다. 우리 몸에는 오장육부가 있는데 오장은 에너지나 물질을 저장하고 육부는 음식과 물을 소통하여 배출합니다. 육부를 통해 섭취된 음식이 기, 혈 등의 물질이 되어 오장에 저장되는 개념이라고 할 수 있습니다.

그런데 자궁은 오장과 육부의 두 가지 특징을 다 지닌다고 하여 기항지부(奇恒之府)라고 하였습니다. 즉, 생화하는 에너지로 아랫배를 운동시켜 매월의 변화를 만들어내며 생명을 탄생 준비를 하다가 임신이 되지 않으면 혈을 배출합니다. 오장의 운동성과 육부의 소통 · 배출의 역할, 두 가지를 다하는 것입니다.

음식이 위장에 정체되면 어떤 일이 생길까요? 우선, 빨대라 할 수 있는 육부의 소통에 문제가 생깁니다. 빨대의 위가 막히면 아래로 물이 떨어지지 않듯이 위와 장에 음식이 정체되면 자궁에서 혈이 잘 배출되지 않습니다.

또, 위와 장에 음식이 가득 차게 되면 자궁의 운동은 방해를 받게 됩니다. 배가 편해야 자궁이 잘 움직일 수 있는 건 당연한 이치겠지요. 자궁이 운동을 통해 자연스럽게 혈의 배출을 도와야 하는데 배가 가득하니 자궁의 운동이 쉽지 않은 상황이 벌어집니다.

이렇게 되면, 혈을 배출하기 위해 자궁의 근육은 억지로 쥐어짜는 듯한 힘겨운 운동을 시작합니다. 자궁의 근육뿐만 아니라 자궁과 연결된 근육들에 근육통이 다 같이 생깁니다. 반갑지 않은 손님인 생리통이 본격적으로 찾아오기 시작하는 것입니다. 설명이 좀 길어졌습니다. 그렇다면 생리 기간 전후에 어떻게 음식을 조심해야 할까요?

첫 번째, 과식과 폭식을 피하시길 바랍니다. 생리 기간 전후에는 기혈이 약해지면서 허기가 질 수 있습니다. 그래서 식욕이 증진하는 현상이 생깁니다. 이럴 때는 조금씩 자주 먹어서 소화기에 주는 부담을 줄이는 것이 좋습니다. 특히, 아침에는 굶고, 저녁에는 과식하는 것은 밤사이의 생리통을 심하게 할 수 있습니다.

두 번째, 소화되지 않는 음식은 잠시 피하는 것이 좋습니다. 밀가루 음식, 감자나 고구마를 비롯한 구황작물 등 위에서 머무는 시간이 길고, 막히기 쉬운 음식을 조심해야 합니다.

세 번째, 찬 음식은 먹지 않는 것이 좋습니다. 찬물, 찬 음료, 생야채 등 아랫배를 차게 하는 음식은 자궁의 근육 또한 경직되게 합니다. 근육이 굳으면 운동할 때 그만큼 힘들고 통증이 생기기 쉽습니다.

평소에 생리통으로 힘들다면 이상 말씀드린 내용에 대해 한번 점검해보시길 바랍니다. 많은 도움이 되시리라 생각합니다.

생리통이 심하고 생리혈에 덩어리가

"생리통이 심하고, 생리혈에 덩어리가 많이 섞여 나와요."

한방에서는 여성을 진료할 때 가장 중요한 기준을 월경이 순조로운가로 보았습니다. 월경 즉, 생리의 주기가 일정한지, 생리량이 적당한지, 통증은 없는지, 생리혈의 성상(색과 모양)에 문제가 없는지를 모두 살펴보았습니다. 그런데, 진료를 하다 보면, 생리통이 심하면서 동시에 생리혈에 덩어리가 많이 섞여 있는 경우가 있습니다.

생리혈은 피뿐만 아니라 자궁내막의 불순물이 함께 섞여서 나오는 것이기 때문에 약간의 분비물이 보이는 것은 정상적인 현상입니다. 그러나 생리할 때 순두부처럼 뭉클뭉클한 핏덩어리가 다량으로 함께 나오는 분들이 있습니다. 『동의보감』에서는 혈에 열이 많거나 기가 체할 때 생리혈에 덩어리가 생긴다고 하였습니다. 임상적으로 보면 덩어리가 생기는 이유는 기가 체해서 생기는 경우가 대부분이어서 이를 중심으로 설명하겠습니다.

기가 체하는 원인은 바로 스트레스입니다. 뜻하는 일이 마음대로 되지 않거나, 인간관계의 스트레스, 학업의 스트레스, 직장 생활의 스트레스가 기의 원활한 순환을 막습니다. 기가 체하여 기의 순환이 원활하지 않게 되면 자궁에 어혈이 발생하는 '기체혈어(氣滯血瘀)'의 기전에 의해 생리혈에 덩어리가 많아지게 됩니다. 기가 체하는 현상은 몸에서 다음과 같은 모습으로 나타납니다.

- 목에 솜이 걸려 있는 듯한 매핵기 증상이 나타납니다.
- 가슴이 답답합니다.
- 소화가 잘 안되고, 가스가 많이 찹니다.
- 전신이 아프고, 추웠다 더웠다를 반복합니다.
- 기해혈(배꼽 아래 2.5~3cm)을 누르면 통증이 심합니다.

위에서부터 아래로 내려가면서 목, 가슴, 중완, 아랫배로 문제가 나타나는 현상입니다. 관이 막히게 되면 각 부위에서 나타나야 하는 운동이 멈추게 되면서 위와 같은 문제가 발생합니다. 그중에서 아랫배의 움직임이 멈추게 되면 아랫배의 근육들부터 소화기의 근육, 깊게는 자궁의 근육들까지 경직됩니다.

자궁이 경직된 상태에서 생리를 하는 것은 굳어 있는 근육을 억지로 움직여서 운동하는 것과 같습니다. 생리통이 심하여, 생리 전부터 통증이 시작해서 생리 첫 1~2일 동안 진통제를 복용하여도 아랫배 통증, 허리 통증 등으로 힘들어하는 경우가 많습니다.

기가 체해서 생리통이 심하면서 생리혈에 덩어리가 많이 섞여 나올 때는 다음과 같이 치료합니다. 우선, 기체 증상을 해결하기 위해 기를 소통하고, 울체를 풀어주는 정기천향탕 등의 처방을 사용합니다. 그 후에 기가 체해서 생긴 어혈을 제거하면서, 혈행을 원활하게 하는 사물탕 가감방을 이어서 처방합니다. 더불어, 하복부의 경직을 풀어주는 약침 치료와 침 치료, 온열기를 이용한 물리 치료를 병행합니다.

생리통이 심하면서 생리혈에 덩어리가 많이 섞여 나오는 것은 기의 순환이 막혀서 생기는 기체에 의한 증상이므로, 기의 소통을 위주로 하고 혈액 순환을 개선하는 방법으로 치료할 수 있습니다. 아울러, 가장 근본 원인인 스트레스에 대한 관리도 중요합니다. 바른 치료로 몸과 마음이 모두 상쾌하고 편안해지시길 바랍니다.

●

생리할 때 두통, 허증과 두풍증

두통으로 고생하는 여성분 중에 생리하기 전, 생리 중, 혹은 생리 끝나고 두통이 시작되어 좀처럼 가라앉지 않는 분들이 있습니다. 생리 기간에 맞춰 주기적으로 한 달에 1번 이상 두통이 찾아오는데 통증이 심해서 복통이나 요통 등의 다른 통증보다 더 견딜수 없다고 호소합니다.

생리 기간 전에는 자궁내막이 두꺼워지면서 상부로 가야 하는 혈액이 하부에 모이게 되므로, 허혈성 두통이 시작됩니다. 이때 체질에 따라서 허증(虛症) 두통이 오는 사람과 두풍증의 형태로 오는 사람이 있어서 치료법이 약간씩 달라집니다.

허증 두통은 뇌로 가는 혈액이 부족하거나(血虛) 뇌까지 혈액 공급을 할 힘이 없을 때(氣虛) 생기는 두통입니다. 즉, 머리로 기와 혈이 못 올라가서 생기는 두통이라고 할 수 있습니다. 특징적인 통증 부위 및 증상과 더불어 몸의 전체적인 허약이 나타납니다. 이제부터 허증 두통의 증상과 원인에 대해 하나하나 설명하겠습니다.

① 눈썹 끝에서 귀 위쪽으로 찌르는 듯이 아픕니다.

눈썹 끝과 귀 사이의 중간쯤의 태양혈에서 통증이 시작됩니다. 이 부위는 우리 몸의 측면에 해당합니다. 엘리베이터가 건물의 물자를 운반하듯이 우리 몸의 혈액과 에너지는 측면을 통해 오르내립니다.

이러한 작용이 잘 안 되면 측면을 유주하는 소양경이라는 경락의 끝부분인 눈썹과 귀 사이에 통증이 발생합니다. 이 부위는 정상 부근 바로 밑의 베이스캠프에 해당하는 곳입니다. 베이스캠프에 물자가 잘 도달해야 정상으로 운반할 수 있습니다. 이 부위에 통증이 생기는 것은 베이스캠프가 비었다는 신호로 볼 수 있습니다.

② 월경 전후에 심해집니다.

생리 전에는 생리를 준비하기 위해 인체의 혈들이 자궁 쪽으로 모이게 됩니다. 그만큼 머리로 가는 혈류량은 줄어들게 됩니다. 또, 생리 후에는 몸의 전반적인 혈류량이 줄어들어 마찬가지 현상이 벌어집니다. 그래서 생리 전후에는 뚜렷하게 허증 두통의 병증이 심해지게 됩니다.

③ 어지럼증을 동반하는 경우가 많습니다.

머리로 기와 혈이 못 올라가서 두통과 함께 어지럼증이 생길 수도 있습니다.

④ 피로하면 두통이 시작됩니다.

체력이 소모되면 머리로 올라갈 기와 혈이 더 부족해지게 됩니다.

⑤ 공복 시에 심해집니다.

우리 몸에 기와 혈을 보충하는 제일 중요한 요소는 음식입니다. 식습관이 잘못되었거나 음식의 섭취가 부족하면 기혈이 허해지면서 통증이 심해집니다.

⑥ 손발이 저리거나 다리에 쥐가 납니다.

기와 혈의 전체적인 양이 부족해지면 말초를 순환하는 혈류량도 부족하여 손끝 발끝의 저림 증상이나 근육에 쥐가 나는 증상이 생길 수 있습니다.

⑦ 피곤하면 팔·다리에 힘이 빠집니다.

특히 기가 허해지면, 우리 몸이 중앙의 비위에서 사지로 기운을 못 보내게 되어 팔·다리에 힘이 빠지면서 늘어지는 현상이 나타납니다.

⑧ 환절기에 비염이 자주 생깁니다.

상부로 기와 혈이 도달하지 못하면 환절기에 적응하지 못하고 계절성 비염이 생길 수 있습니다.

⑨ 식욕이 없고, 소화가 잘 안 되면 두통이 잘 발생합니다.

비위가 약하면 허증 두통이 생기기 쉽습니다. 그래서 비위가 허약하여 중기가 부족한 체질에서 소화기가 약해지는 증상이 생기면서 두통이 생기기 쉬운 상황이 발생합니다.

허증 두통 치료의 핵심은 부족한 기혈을 보충해서 머리까지 잘 도달하게 하는 것입니다. 이를 위해서 순기화중탕, 익위승양탕 등 기를 끌어올리는 동시에 혈을 보충하는 처방들을 사용합니다.

침, 약침을 통한 치료는 기운이 승양하는 통로를 잘 열어주어 기와 혈이 머리까지 잘 도달하도록 하게 합니다. 그래서 일단, 침과 약침을 시술하면 즉각적인 두통의 통증 감소가 이루어집니다.

아울러 추나요법 또한 같은 기전으로 두통을 치료합니다. 추나요법은 측두골, 후두골 등의 머리 관절의 움직임을 향상시키고, 목 주변의 긴장된 근육을 이완하여 기혈이 머리에 잘 도달하도록 길을 열어주는 역할을 합니다.

월경 배란기 전후에 증상이 심해지는 두통 증상으로는 허증 두통과 함께 두풍증이 있습니다. 두풍증의 증상은 뒷머리 부분에 통증이 나타나고 어지럼증을 동반합니다. 눈이 침침해지고 시력이 저하됩니다. 머리에 벌레가 기어 다니는 느낌이 들고, 두피가 뻣뻣해지거나 감각이 예민해집니다. 청각, 후각, 미각이 예민해지거나 평소와 달라집니다.

머리가 젖은 채로 바람을 맞거나 찬 바람을 오래 쐬어서 풍사(風邪)가 머리와 목으로 침입하면 두풍증이 생깁니다. 바람을 맞으면 두통과 어지럼증이 심해지고 머리 뒷덜미가 땀으로 축축해집니다. 두풍증은 특히 50대부터 심해지는데 이는 간이 혈을 만들어내는 기능이 떨어지면서 혈이 허해지는 시기이기 때문입니다.

허증 두통과 비교하면 두풍증 역시 혈이 부족하다는 전제는 같지만, 외부의 풍사가 뒷목 쪽으로 들어오기 때문에 통증이 목 뒤에서 시작하는 특징이 있습니다. 평소에 혈이 부족한데, 생리 기간 중에 혈액 공급이 더 부족해진 상황에서 바람이나 찬 기운이 목덜미로 들어오면 뒷목과 머리의 근육이 수축하여, 혈관이 좁아져 혈행이 나빠집니다. 두풍증의 치료 원리는 뒷목으로 들어온 풍사와 찬 기운을 몰아내는 동시에 혈을 보충하는 것입니다.

허증 두통과 두풍증은 원래 체내에 혈이 부족한 상황에서 혈을 소모하는 월경의 특징으로 인해 두통이 더 심해진다는 공통점이 있습니다. 그러나 두통이 생기는 원인과 증상이 다른 면이 있고, 치료법도 달라서 감별해서 치료해야 합니다.

매달 두통으로 고생하는 기간이 길어서 힘드시겠지만, 호전되는 속도가 비교적 빠른 편인 병증이니 한방으로 치료받으시면 좋은 효과를 볼 수 있습니다.

생리할 때 허리, 골반, 엉덩이 통증

생리하기 며칠 전부터 골반과 엉치뼈에서 시작해서 허리까지 은근히 계속 아프기 시작해서 생리 중에 심해졌다가 생리 후에도 같은 통증이 계속되는 분들이 있습니다. 더 자세하게 문진하면 평소에도 조금만 무리하면 골반과 허리가 아프고, 의자에 조금만 오래 앉아 있어도 엉덩이가 서서히 아프기 시작하는 증상으로 고생하고 있다는 것을 알 수 있습니다.

왜 이런 병증이 생기는지 그리고 생리 전후에 왜 증상이 더 심해지는지 알아보도록 하겠습니다.

조금만 딱딱한 곳에 오래 앉아 있으면 바닥과 닿는 엉덩이 끝이 서서히 아프기 시작합니다. 통증은 엉치와 골반으로 이어지고 허리까지 올라오게 됩니다. 한의학에서는 이러한 증상을 엉덩이 둔(臀), 끝 첨(尖) 자를 써서 '둔첨통(臀尖痛)' 즉, '엉덩이 끝이 아픈 통증'이라고 합니다.

『동의보감』에서는 둔첨통의 원인을 "음(陰)이 허하고, 방광에 화가 있는 증이다"라고 하였습니다. 우리 몸의 구성은 크게 음양(陰陽)으로 나눌 수 있습니다. 음은 근육, 뼈, 혈, 진액, 골수 등의 물질적 기반을 포괄하고 양은 몸을 움직이는 에너지, 동력을 상징합니다. 여기서 음이 허하다는 것은 쉽게 말하면 엉덩이 쪽에 진액이 부족하다, 정혈(피와 골수)이 부족하다는 것으로 이해할 수 있습니다.

방광에 화가 있다는 것은 부족한 정혈을 가지고 운행을 하다 보니 엉덩이와 골반 등에 해당하는 방광경에 마찰열이 발생한다는 의미로 볼 수 있습니다. 사람의 몸통을 기준으로 하면 엉덩이와 골반은 인체의 하부에 위치하여 탑의 하단 같은 역할을 하는데 이곳은 우리 몸에 필요한 정혈을 저장하는 역할을 하기도 합니다.

즉, 정혈이 저장되어야 할 곳이 비게 되면 하단을 받치고 있는 구조가 약해지는 현상을 일으키는 것입니다. 구조가 약해지면 위에서 내리누르는 하중을 이길 수가 없겠지요? 이러한 까닭에 엉덩이부터 엉치, 골반, 허리로 통증이 올라오게 되는 것입니다. 이는 구조적인 문제이므로 일시적인 통증이 아니라 만성적이고 반복적인 통증의 양상을 보입니다.

매달 반복되는 월경은 둔첨통을 악화시킵니다. 생리할 때가 되면 인체의 혈은 자궁 쪽으로 몰리게 됩니다. 결과적으로 엉덩이와 골반 조직으로 가야 할 피가 더 부족하게 됩니다. 생리 시작 일주일 전부터 서서히 엉덩이, 골반, 엉치, 허리가 아파오기 시작합니다. 생리 중에 통증이 절정을 이루고 생리가 끝나고 서서히 통증이 회복되는 일이 매달 되풀이됩니다. 생리 중간에만 일시적으로 통증이 있는 것이 아니니 한 달에 절반이 넘는 시간 동안 요통, 골반통에 시달리는 것이지요.

이러한 통증을 악화시키는 것은 생리뿐 아니라, 과로, 영양부족 등을 꼽을 수 있습니다. 즉, 혈을 많이 소모시키는 정신적인 과로,

여성 한방 백서

과도한 운동, 부족한 영양 섭취 등이 엉덩이와 골반으로 가야 할 혈을 부족하게 만듭니다. 반대로 치료법도 여기서부터 생각할 수 있습니다.

둔첨통의 치료에는 대표적으로 보혈하면서 화기를 내려주는 사물탕에 지모, 황백 등을 가한 처방을 사용합니다. 이는 혈을 보충하면 둔첨통이 개선된다는 의미이기도 합니다. 이 처방을 잘 해석하고, 둔첨통이 악화되는 원인을 생각해보면 이 병을 예방할 수 있는 생활 습관을 알 수 있습니다. 처방과 동시에 생활 습관을 개선하면 더 좋은 치료 효과를 거둘 수 있습니다. 그렇다면, 혈을 보하는 생활 습관은 어떤 것이 있을까요?

첫 번째로 잘 먹어야 합니다. 정혈을 보충하는 음식은 기름진 음식이 아니라 쌀밥과 담담한 나물 종류라고 했습니다. 의외로 많은 여성들이 편리성과 맛 때문에 쌀밥보다는 면, 빵 등을 선호합니다. 반드시 아침 식사 때 밥을 먹고, 나물 반찬을 챙겨 드시기를 바랍니다.

두 번째로 잘 자야 합니다. 자는 동안 정혈이 만들어지고 충전이 됩니다. 개인에 따라 다르겠지만 수면 시간을 7시간 이상 확보하는 것이 좋습니다. 특히, 잠을 드는 시간이 11시쯤이 되기를 추천합니다. 한의학에는 자시인 11시에서 1시 사이에 천계가 열린다

고 하였습니다. 즉, 자시에 뇌의 호르몬 분비 작용에 의해 정혈의
생성이 시작된다고 보았습니다.

세 번째로 허리와 골반의 유연성을 확보해야 합니다. 허리와 골
반이 유연해야 정혈의 순환이 잘 이루어집니다. 반대로, 정혈의
공급이 부족하면 골반과 허리가 굳습니다. 정혈의 원활한 생성과
순환을 위해서 항상 골반과 허리를 풀어주는 스트레칭이나 요가
동작을 일상생활에서 지속하시길 바랍니다.

평소에 둔첨통으로 고생한다는 의미는 생리할 때 요통이 동반
된다는 뜻이기도 합니다. 그러므로 둔첨통 치료와 생리통 치료는
일맥상통한다고 할 수 있습니다.

거북목과 생리통

거북목(일자목)과 생리통은 얼핏 보면 아무 관계가 없어 보이는
병증입니다. '목과 아랫배의 통증이 무슨 관련이 있겠어?'라고 생
각하기 쉽습니다. 그런데 척추를 중심으로 우리 몸의 구조적인 면
에 대해 생각해보면 답을 금방 찾을 수 있습니다.

거북목(일자목)증후군은 본래 C자 모양의 커브를 그리고 있어야 할 경추의 만곡이 소실되어 경추가 일자로 배열되면서 나타나는 증상들을 통칭하는 용어입니다. 즉, 목이 앞으로 빠지면서 경추가 일자로 배열된 상태가 되는 상황입니다. 그런데 경추가 일자로 배열되면서 함께 나타나는 증상이 있습니다. 바로 굽은 등입니다.

거북목 진료를 하면서 추나를 하다 보면 흉추 6, 7번부터 11, 12번 즉, 여성으로 치면 속옷 끈 위아래 부위가 불룩하게 올라와 있는 분들이 많습니다. 평소에 등을 구부리고 있기 때문에 그 부위가 꺾이면서 솟아오르는 것입니다.

이렇게 등이 솟아오를 정도로 등을 구부리고 목을 앞으로 빼고 있다면 아랫배는 어떤 상황이 될까요? 한번 스스로 자세를 취해보시길 바랍니다. 이렇게 목을 앞으로 빼고 등을 구부리고 책을 보거나 컴퓨터, 핸드폰을 보고 있다고 생각해보세요. 배가 접히면서 아랫배가 눌리는 느낌이 들지 않으세요?

이런 자세를 장시간 유지하고 있다면 아랫배의 압박이 가해지면서 혈행은 느려질 수밖에 없습니다. 그러니 아랫배에 위치한 자궁과 난소도 압박을 받으면서 혈액 순환이 잘되지 않는 울혈의 상태가 됩니다. 어릴 때 하던 '전기 놀이'에서 손목의 혈관을 꽉 누르고 있으면 손에 피가 통하지 않는 현상과 같습니다.

이런 상황에서도 자궁과 난소는 월경이라는 변화를 위한 운동을 힘겹게 지속해야 합니다. 자궁의 평활근층 뿐만 아니라 자궁과 인대, 근막으로 연결된 하복부의 부위들이 당기는 통증이 생리통을 일으키게 됩니다. 뿐만 아니라 장시간의 자궁 내 혈류의 정체는 신생 혈관의 생성을 촉진하여 자궁근종이나 자궁내막증식증, 자궁선근증 등의 질환 생성 및 진행을 유발할 수 있습니다. 즉, 모든 자궁 질환이 악화된다는 의미입니다.

이번에는 응용문제입니다. 한쪽 팔을 의자에 걸치고 기울어져 있는 자세를 취하는 분들은 또 어떤 병증이 생기기 쉬울까요? 아랫배의 한쪽이 압박이 심하면, 난소의 문제로 이어집니다. 편측으로 나타나는 난소낭종이나 나팔관수종이 있다면 이러한 자세를 취하지 않았는지 점검해볼 필요가 있습니다.

지금까지 거북목, 굽은 등, 아랫배 압박이 생리통을 비롯한 자궁과 난소의 건강에 어떤 문제를 줄 수 있는지 알아보았습니다. 이러한 문제를 예방하기 위해 필요한 생활 습관을 한마디로 요약한다면 '가슴을 펴고, 머리를 들자'입니다. 이렇게 하면 등이 펴지고 아랫배의 압박이 사라집니다.

구체적으로 생활 속에서의 조정을 말씀드리겠습니다. 독서할 때는 책의 위치를 높여주는 독서대를 이용하고, 컴퓨터와 노트북은 거치대를 사용하시길 바랍니다. 우리는 항상 앞으로 몸을 숙이고 있기 때문에 반대 방향의 동작을 해주는 것이 필요합니다. 업무나 공부 중에 손을 뒤로해서 깍지를 끼고 허리를 펴는 자세를 수시로 취하세요. 여기에 고개를 뒤로 젖히는 동작까지 하시면 더 좋습니다.

지금까지 말씀드린 내용은 어떻게 보면 너무 당연하지만, 한편으로는 놓치기 쉬운 점들입니다. 자신의 자세를 수시로 점검해서 척추 건강을 유지하는 것은 생리통 치료에도 중요합니다. 거북목 치료와 생리통 치료라는 두 마리 토끼를 모두 잡으시길 바랍니다.

●

겨울이 되면 생리통이 심해져요

한의학에서는 매년 10월 20일경이 되어 상강이 지나면 새벽에 서리가 내리고, 한기에 몸이 상하기 시작하는 때로 보았습니다. 특히, 여성은 남성에 비해 한기에 상하기 쉽습니다.

간단하게 설명하자면, 남자는 하늘에서 기운이 내려오는 형국이라고 하여 천수(天垂)상으로 상징됩니다. 어깨가 넓고 엉덩이가 좁은 모습으로 역삼각형(▽)으로 표현할 수 있습니다.

여자는 아래에서부터 쌓아 올려가는 모습이라고 하여 지적(地積) 상이라고 하였습니다. 엉덩이를 비롯한 하체가 더 크고 상체가 작은 삼각형(△)의 모습입니다.

여기에 겨울의 차가운 한기를 대입해보겠습니다. 한기는 아래로 깔립니다. 냉동실 문을 열면 냉기를 품은 연무가 아래로 깔리는 광경을 상상하시면 될 것 같습니다. 한기가 아래에서부터 깔린다면 아래의 면적이 큰 여성이 남성에 비해 한기에 더 상하기 쉽다는 것을 삼각형 모양을 통해 직관적으로 알 수 있습니다.

이렇게 아래로 깔린 한기는 경락을 타고 몸으로 침투합니다. 한기가 몸에 들어오면 손발이 차가워지고, 경락을 통해 아랫배까지 도달하면 자궁과 난소를 냉하게 합니다.

자궁과 난소는 매달 규칙적인 변화를 만들어내기 위해 꾸준히 운동하는 기관입니다. 한기가 자궁과 난소의 온도를 떨어뜨리면 자궁과 난소의 혈액 순환이 느려지고 자궁근이 경직됩니다. 이를 한의학 용어로 '한체혈어(寒滯血瘀)', 즉 '한기가 정체되어 혈이 뭉친다'라고 합니다.

추워서 혈액 순환이 안 되어 근육이 굳어 있는데 자궁의 근육이 억지로 운동을 해야 한다고 생각해보세요. 더구나 생리할 때는 붕

괴된 내막이 원활하게 잘 떨어져서 생리혈로 나와야 하는데 자궁이 냉해지면 생리혈도 뭉쳐서 잘 나오지 못합니다. 생리혈도 뭉치고 이를 내보내기 위한 운동도 원활하지 못하다면 통증은 더 심해질 수밖에 없습니다.

이렇게 추워지면서 생리통이 심해지면 배 속의 한기를 없애주는 오적산 가감방, 금액단 등을 처방하고 배를 따뜻하게 하는 보양 약침을 통해 생리통을 치료합니다.

겨울이 되면 생리통이 심해지는 현상을 막기 위해서는 어떻게 하는 것이 좋을까요? 생활 속에서 간단하게 실천할 수 있는 방법 다섯 가지를 말씀드리겠습니다.

① 하체를 따뜻하게 보온할 수 있는 옷을 입어야 합니다.
② 양말은 발목의 복숭아뼈 위를 5cm 이상 덮어야 합니다. 하체의 냉기는 발목을 통해서 들어오기 때문입니다.
③ 수시로 따뜻한 물을 마셔서 배 속의 순환을 돕습니다.
④ 반신욕도 추천합니다.
⑤ 사무실이 춥다면 개인용 발 히터의 사용도 좋습니다.

지금까지 겨울이 되면 여성이 한기에 더 쉽게 상하는 이유와 한기에 상하면 왜 생리통이 심해지는지 그리고 어떻게 치료하고 예방할 수 있는지에 대해 말씀드렸습니다. 추워지기 전에 미리 준비하셔서 생리통 없는 편한 겨울을 보내시길 바랍니다.

●

수험생 생리통 치료는 성적을 올려줍니다

몸도 마음도 힘든 수험생활, 나를 더 힘들게 하는 생리통. 많은 여학생들이 생리 전부터 시작해서 생리가 끝나고도 생리통 때문에 공부하는 데 힘들어합니다. 본인도 힘들고, 보고 있는 엄마의 마음도 안타깝습니다. 다행히 생리통은 체질에 따른 원인을 정확히 파악해서 치료하면, 효율적으로 치료되는 질환입니다. 적극적으로 치료하면, 생리통도 사라지고, 학습능률도 오르게 됩니다.

수험생이 특히 생리통에 취약한 이유는 다음과 같습니다.

① 오래 구부정한 자세로 앉아 있기 때문에 아랫배가 눌리게 되어, 자궁의 혈행이 나쁘게 됩니다. 혈행이 안 좋아지면 자궁 내 어혈이 발생하여 생리통을 심하게 하는 원인이 됩니다.
② 지속적인 스트레스로 기(氣)가 체하여, 기가 순환하는 통로가 막히게 됩니다. 이로 인해 목, 가슴, 복부가 소통이 안 되고 막히면 자궁의 순환까지 막힙니다.

여성 한방 백서

③ 끼니를 거르거나 편식으로 인해 영양 상태가 좋지 않아 충분한 혈을 만들어내지 못합니다.

④ 과로로 인해 혈이 소모되어 항상 혈(血)이 부족하게 됩니다. 혈이 부족하면 자궁에도 충분한 혈이 공급되지 못해 생리통이 심해집니다.

생리통을 치료하면 왜 학습능률이 올라갈까요? 이는 뇌와 자궁의 관계로 설명할 수 있습니다. 한의학 원리 중에 여성의 뇌를 양두(陽頭)로 보고 자궁을 음두(陰頭)로 보는 이론이 있습니다. 자궁을 아래쪽에 위치한 머리라고 보고, 위아래의 양쪽 끝에 위치한 두 장부가 혈을 주고받는 관계라는 뜻입니다.

여성의 장부 중에 두 장부가 혈의 소모가 가장 많습니다. 뇌는 활발하게 활동할 때 인체의 50~70%의 산소와 영양소를 소모하고, 이를 공급하는 것이 혈액입니다. 자궁은 내막의 조직을 두텁게 만들기 위해 많은 양의 혈액을 필요로 합니다. 한정된 혈액을 가지고 두 가지 일을 하려면, 뇌와 자궁은 서로 소통이 잘되어야 합니다. 또, 혈이 항상 소모되므로 다른 장부들은 혈을 잘 생성하여 공급해야 합니다.

한의학에서 생리통이 생기는 이유를 크게 두 가지로 본다면, 혈이 부족하거나 음두와 양두의 소통 작용이 원활하지 않을 때라고 할 수 있습니다.

수험생 생리통은 유형별로 다음과 같이 치료할 수 있습니다.

① 혈이 허하여 생리통이 올 때

입술이 자주 마르거나 트고, 피부가 건조하고, 머리카락이 많이 빠지거나 푸석푸석해집니다. 어지럼증, 두통, 심장의 두근거림, 다리에 쥐가 나는 증상 등을 동반합니다. 사물탕, 팔물탕 등으로 혈을 보(補)합니다.

② 기체와 어혈로 인해 생기는 생리통

평소에 예민하고 스트레스를 많이 받는 여학생에게 생깁니다. 목에 가래가 끼어 있는 듯하고, 가슴이 답답함을 잘 느낍니다. 기를 순환시키고 어혈을 풀어주는 처방을 합니다. 사물탕 가미방, 향소산, 정기천향탕 등으로 기를 소통시키고, 어혈을 제거합니다.

③ 배가 차가운 한증의 경우

평소에 손발이 차고, 특히 배가 차가운 느낌도 많이 받습니다. 배가 차면 자궁이 냉해져서 혈이 잘 순환하지 못하고 뭉치기 쉽습니다. 오적산, 난간전, 반총산 등으로 배를 따뜻하게 하면서 혈이 잘 순환되게 합니다.

④ 비위가 허하여 소화를 잘 못 시킬 때

비위가 허하면 복부의 운동이 잘 안 되어 자궁도 경직되기 쉬워 생리통이 잘 생깁니다. 소화불량, 변비, 설사, 과민성 대장 등의 소화기 증상도 동반합니다. 기운을 끌어올리지 못해 자궁과 뇌가 혈을 주고받는 순환도 약해지게 됩니다. 보중익기탕, 익위승양탕, 조중익기탕 등으로 비위를 보하고, 기운을 끌어올려 주는 치료를 합니다.

지금까지 생리통을 치료하면 공부가 잘되는 이유를 한의학 이론을 통해 설명해드렸습니다. 생리통이 있으면 학습능률이 떨어질 수밖에 없습니다. 생리가 편해지면 머리도 편해지고 공부도 잘됩니다.

생리불순

생리불순 체크포인트

정상적인 생리의 기준은 무엇일까요?『동의보감』에서는 "자식을 낳는 일은 먼저 생리가 순조로워야 한다"라고 하였습니다.『동의보감』에서는『단계심법』에 수록된 말을 인용하여 이렇게 언급하고 있습니다.

"자식을 낳는 일은 먼저 생리가 순조로워야 한다. 부인이 자식이 없는 것을 보면 생리가 미리 있거나 혹은 나중에 있으며 많거나 혹은 적으며, 생리가 시작되려 할 때 통증이 있거나 혹은 시작된 후에 통증이 있으며, 빛깔은 자색이거나 혹은 검고, 묽거나 혹은 엉켜서 고르지 않으니 생리가 이렇듯 고르지 않으면 혈기가 정상에서 어긋나는 것이므로 잉태하지 못한다."

생리의 주기, 통증, 색 등이 모두 문제가 없어야 생리가 원활한 것으로 보았고, 문제가 있다면 그 원인을 찾아 치료해야 한다고 하였습니다. 그래서 한방에서는 생리의 상태뿐 아니라 체질적 특징, 몸을 불편하게 하는 증상, 맥 등을 모두 종합하여 생리 질환을 치료합니다. 이는 겉으로 드러난 병만 보는 것이 아니라 겉으로 드러나지 않은 병의 원인을 뿌리부터 제거한다는 의미입니다.

생리 현상은 전체 몸 상태와 연결되어 있기 때문에 생리 이상을 바로잡아 주면 전체적인 몸 상태가 좋아집니다. 몸 상태가 좋아진 다는 의미는 임신에 문제없는 건강이 갖추어진다는 의미라고 할 수 있습니다. 그래서 임신 준비의 첫걸음을 생리를 순조롭게 하는 것으로 보았습니다.

이제부터 생리의 체크포인트에 대해 알아보겠습니다. 본인에게 해당 사항이 있는지 한번 점검해보시길 바랍니다.

① 생리의 주기는 규칙적인가?

보통 정상적인 생리 주기는 28일 전후로 보는데, 개인마다 차이가 있어서 25일 미만에서 40일 이상까지 다양합니다. 그래서 주기가 길고 짧음이 문제가 되는 것이 아니라 불규칙한 것을 문제로 봅니다.

주기가 일정하다가 갑자기 간격이 좁아지거나, 어느 달은 생리가 없다가 한 달에 2번씩 하기도 하는 등 다양한 양상으로 생리의 불규칙성이 나타날 수 있습니다.

② 생리량은 적당한가?

한 번의 생리의 양은 30~80ml 정도로 알려져 있습니다. 정확한 측정이 쉽지 않아서 보통 생리 때 쓰는 패드의 개수나 생리 기간을 기준으로 삼습니다. 평소에 생리량이 너무 적으면, 전신의 혈허 증상을 의미하고, 너무 많으면 생리할 때에 정상적인 혈까지 새는 것으로 볼 수 있습니다.

특히, 생리량이 정상적인 양을 유지하다가 갑자기 많아지거나 줄어드는 것은 전반적인 건강과 관련되어 있기 때문에 반드시 원인을 찾아 치료해야 합니다.

③ 생리혈의 색과 모양은 정상적인가?

정상적인 생리혈의 색깔은 암적색입니다. 생리혈의 색깔이 암흑색이거나 너무 옅은 담홍색, 또는 선홍색을 띠는 경우는 비정상적인 색깔입니다. 몸에 열이 너무 많거나 어혈이 있거나, 담음이 있는 등 전신의 건강 상태를 반영합니다. 또, 생리혈에 덩어리가 많이 섞여 나오는 경우가 있습니다. 이는 자궁 내의 혈액 순환이 원활하지 않다는 의미로 볼 수 있습니다.

④ 생리통이 심한가?

생리통은 통증이 없는 사람도 있지만, 심한 경우에는 응급실로 가서 진통제 주사를 맞을 만큼 다양하게 나타납니다. 우선, 통증이 생리 전에 나타나는지, 생리가 시작된 후에 나타나는지, 생리가 끝난 후에도 남아 있는지를 살펴봅니다.

그리고, 통증의 강도와 통증이 나타나는 신체 부위가 아랫배의 어느 부위인지, 요통이나 위장 부위의 통증, 두통을 동반하는지 체크합니다.

⑤ 생리와 동반되는 불편한 증상은 없는가?

일반적인 생리통 외에 생리 시작 일주일 전부터 시작되는 생리 몸살의 증상이 없는지 살펴봅니다. 생리 몸살은 전신의 몸살 증상, 오한, 식욕의 이상 증가 등으로 나타납니다.

⑥ 무월경 기간이 긴가?

생리가 없는 무월경 기간이 길어질 때는 반드시 치료해야 합니다. 무월경의 대표적인 원인으로는 다낭성난소증후군이 있으며, 초기일수록 효과적으로 치료할 수 있습니다.

지금까지 여성 생리의 체크포인트에 대해 말씀드렸습니다. 생리 현상은 여성의 건강 상태를 반영하는 신호등입니다. 건강을 위해 먼저 생리에 문제가 없는지 점검해보시길 바랍니다.

●
생리불순 유형별 한방 치료

생리(menstruation)라는 단어는 '달'을 의미하는 라틴어(menses)에서 비롯되었다고 합니다. 그만큼 달마다 반복되는 생리의 규칙성은 여성의 건강 상태를 나타내는 바로미터라고 할 수 있습니다. 『동의보감』에 보면 "자식을 낳는 일은 먼저 생리가 순조로워야 된다"라고 되어 있습니다. 생리의 주기가 규칙적이고, 생리량이 일정하여야 임신할만한 건강한 몸의 준비가 되어 있다고 본 것입니다.

그러나 살다 보면 여러 가지 원인으로 인해 생리의 규칙성이 흔들릴 수 있습니다. 이러한 현상을 생리불순이라고 합니다. 생리불순은 생리의 날짜가 앞당겨지거나 늦어지는 것과 월경량이 많아지거나 적어지는 현상을 의미합니다.

생리불순의 원인으로는 정신적, 심리적 불안정이 제일 많고, 과로가 그다음 요인입니다. 이 외에도 외감, 내상, 약물 등의 원인이 있는데 이는 모두 혈을 상하게 하여 생리불순을 일으킬 수 있습니다. 한의학에서는 생리불순의 원인을 기체나 혈허, 어혈, 습담. 지나친 감정변화, 비위의 허약, 신허로 보는데 각 체질에 따른 원인을 잘 파악하여 치료하면 생리가 순조로워질 수 있습니다.

생리불순의 분류별 한방 치료는 다음과 같습니다.

① 월경선기

생리가 정상적인 예정일보다 빨라져서 4, 5일 이상 일찍 있는 경우로 예정일이 더 빨라져 주기가 20일 이내라면 빈발 월경으로 분류될 수 있습니다. 월경선기의 원인은 세 가지로 나누어볼 수 있습니다.

첫째는 혈허유화(혈이 허하고, 열이 있는 경우)로 혈을 보충하고 열을 내리는 청경사물탕, 사물탕 가감방으로 치료합니다. 대체로 마르고 검은 편인 여성에게 잘 나타납니다. 둘째는 간기울결(간의 기운이 뭉쳐서 정상적으로 운행하지 못하는 경우)로 간의 기운을 소통하고 간열을 다스리는 소요산, 가미소요산으로 치료합니다. 셋째는 심장과 비장의 기운이 약한 경우로 심장의 혈을 보충하고 비장을 다스리는 귀비탕으로 치료합니다.

② 월경후기

생리 주기가 40일 이상으로 늦어지는 경우를 말합니다. 월경후기는 무월경으로 진행되는 경우가 많으므로 자세한 진찰과 지속적인 관찰이 필요합니다.

월경후기의 원인은 세 가지로 나누어볼 수 있습니다. 첫째는 간장, 비장, 신장이 허약하여 혈해인 충임맥에 기혈을 공급하지 못하는 경우로 충임맥의 기혈을 보충하고 자궁을 따뜻하게 하는 온경탕으로 치료합니다.

둘째는 혈허유한(혈이 허하고 몸이 찬 경우)로 피가 부족하면서 순환이 잘되지 않는 상황으로 아랫배를 따뜻하게 하는 오적산, 통경사물탕으로 치료합니다.

셋째는 기름진 음식과 찬 음식을 좋아해서 체내에 습담이 많이 쌓여 경맥과 자궁의 기혈 순환을 방해하는 경우로 복부의 습담을 바깥으로 배출하는 도담탕 가감방으로 치료합니다.

③ 과다월경
생리 주기는 규칙적이나 생리량이 많은 것으로 생리 기간이 8일 이상, 생리 기간이 80ml 이상으로 증가되는 경우를 말합니다. 정상보다 훨씬 많은 생리를 하게 되면 어지럽고, 가슴이 두근거리며 자꾸 피로를 느끼는 증상이 생기게 됩니다.

과다월경은 스트레스나 정신적인 과로로 인해 심화가 왕성해진 경우, 위장의 기능이 저하되어 위기가 약해지면서 급격히 하혈하는 경우, 평소에 기름지고 뜨거운 음식을 과하게 먹어 자궁에 열이 찬 경우 등과 자궁근종, 자궁내막의 폴립, 자궁내막증식증, 자궁선근종 등의 다양한 원인에 의해 발생합니다.

과다월경은 양기를 올리고 위기를 보충하는 익위승양탕, 급격한 출혈을 치료하는 전생활혈탕, 중기를 보하는 당귀작약탕 등으로 치료합니다.

④ 과소월경

생리 주기는 규칙적이나 생리량이 감소한 것으로 생리 기간이 2일 이하로 생리량이 매우 적은 경우를 말합니다. 과소월경은 현재 몸 상태가 손상되어 임신에 관계되는 여성 생식기가 순조로운 작용을 못하고 있다는 의미로 과소월경이 오래되면 무월경이나 조기 폐경으로 이어질 수 있으므로 적절한 치료가 필요합니다.

과소월경은 세 가지로 나누어볼 수 있습니다. 첫째는 자궁이 약하고 차가워진 경우로 온경탕, 조경종옥탕, 오적산 등의 처방으로 자궁을 따뜻하고 튼튼하게 하여 치료합니다. 둘째는 비위가 허약하여 혈을 충분히 생성하지 못하여 발생하는 경우입니다. 비위를 치료하는 보중익기탕을 가감하여 치료합니다. 셋째는 찬 음식이나 생것, 날것을 즐겨서 몸 안에 담음과 한습이 생성된 경우로

아랫배를 따뜻하게 하고 습을 없애주는 오적산, 이진탕, 도담탕을
적당히 가감하여 치료합니다.

⑤ 무월경

정상적인 월경을 하던 여성이 6개월 이상 생리가 없거나 평소
생리 주기의 3배 이상 기간 동안 생리가 없는 것을 말합니다. 무
월경은 몸이 허한 경우, 감정의 변화로 인해 심기가 소통되지 못
하는 경우, 기혈이 체하는 경우, 습담이 지나치게 많아 자궁에 쌓
인 경우에 나타납니다.

무월경의 직접적인 원인은 호르몬 분비가 정상적으로 되지 않
기 때문으로 볼 수 있는데, 이때 인위적으로 호르몬제를 투여하게
되면 우리 몸의 호르몬 조절 기능은 더 약해질 수밖에 없습니다.
무엇보다 원인을 정확히 밝혀내어 체질에 맞추어 정확한 치료를
하는 것이 우리 몸의 자생력을 되찾는 첫걸음입니다.

생리불순은 건강의 적신호라고 할 수 있습니다. 체질과 증상에
맞춘 정확한 생리불순 치료로 건강도 함께 관리하시길 바랍니다.
다음에는 생리량이 너무 적거나 너무 많은 경우에 대해 더 자세히
알아보도록 하겠습니다.

생리량이 너무 적어지는 경우

생리량이 너무 적어지는 것을 한의학에서는 월경이 순조롭지 못하다는 뜻으로 경행불리(徑行不利)라고 합니다. 이런 경행불리는 현재 몸 상태가 손상되어 있고, 자궁을 비롯한 난소나 나팔관 등 임신에 관계된 여성 생식기에도 혈행이 좋지 않아서 순조롭게 제 기능을 다 하지 못하고 있는 것을 의미합니다.

여성 생식기는 혈을 공급받아야 운동을 원활하게 하는 장기이므로, 여러 가지 원인으로 하복부의 혈행이 안 좋아지면 생식 기능이 떨어집니다. 즉, 생리량 감소는 난임으로 이어질 수 있습니다.

이러한 과소생리가 오래되면 아예 생리가 끊어지는 무월경이 되다가 조기 폐경으로 이어지는 경우가 생기므로 초기에 적절한 치료를 받는 것이 난임 치료와 평생 건강을 지키는 데 매우 중요합니다.

생리량이 적어지는 원인은 크게 몸이 허해져서 혈 자체가 생성이 안 되어 부족한 경우와 한습과 자궁 내 어혈 등으로 인해 자궁과 난소의 혈액 순환에 장애가 생기는 경우 두 가지로 볼 수 있습니다. 각각의 치료는 다음과 같습니다.

① 혈이 새어서 허(虛)해지는 경우

평소에 지나치게 땀을 흘린다거나, 소화기가 좋지 않아 설사가 잦은 경우입니다. 이렇게 혈이 허(虛)하게 되면, 즉, 혈이 부족하게 되면 인체는 자연히 혈이 손상되는 생리부터 멈추게 합니다. 따라서 혈을 보충하는 사물탕, 대영전 등의 처방을 통하여 혈을 보하면 생리량이 회복됩니다.

② 비위가 허약한 경우

혈이 허하게 되는 원인 중에 비위가 허약하여 음식을 먹고, 소화시켜서 혈로 만들지 못하게 되는 기전이 있습니다. 평소에 비위가 허한 체질에게 생기는데 비위의 치료를 통해 혈을 만들어내는 기능이 좋아지면, 자궁과 난소에 혈을 공급하는 기능도 좋아지게 됩니다.

③ 몸에 한습이 생긴 경우

찬 음식이나 찬 음료를 많이 먹어서 몸에 한습이 생기거나 외부에서 침범한 한습에 손상된 경우에 한습이 아랫배의 혈행을 막아서 생리혈이 잘 돌지 못하면 생리량이 줄어들게 됩니다. 한습을 제거하는 오적산, 이진탕, 도담탕 등의 처방을 가감하여 사용합니다.

④ 자궁 내에 어혈이 있는 경우

유산이나 산후에 어혈을 제대로 배출하지 못해서, 혹은 하복부의 직접적인 충격으로 인해 자궁 내에 어혈이 생기면 자궁 내의 혈행이 순조롭지 못하고 혈이 뭉치게 됩니다.

자궁 내의 어혈이 점점 쌓이면서 자궁내막의 생성과 탈락이 원활하지 못하여 생리의 양이 점점 줄어들게 됩니다. 자궁의 어혈을 없애주고 혈행을 원활하게 하는 계지복령환, 사물탕 가감방을 사용하여 치료합니다.

폐경기도 멀었는데 생리량이 줄어들고 있다면 여기에는 반드시 원인이 있습니다. 과소월경은 생리량이 정상적으로 회복되는 것을 치료의 기준으로 삼습니다. 난임 해결을 위해서, 그리고 건강 회복을 위해서 과소월경을 꼭 치료받으시길 바랍니다.

●
생리량이 지나치게 많은 경우

생리량이 지나치게 많은 과다월경은 꼭 치료해야 합니다. 환자분들 중에 평소와 다름없이 생리를 시작했는데 갑자기 생리혈이 엄청나게 쏟아져서 고생했다는 분들이 종종 계십니다. 이렇게 생리량이 지나치게 많은 것을 한방에서는 과다월경이라고도 하고, 출혈되는 양상이 갑자기 무너지는 것처럼 많이 쏟아진다고 하여 혈붕(血崩), 붕루(崩漏)라고도 합니다.

이렇게 화장실 다녀오기가 무섭게 다시 가야 할 정도로 생리혈이 많이 쏟아지면 과다 출혈로 인한 증상까지 나타날 수 있습니다. 가슴이 두근거리고, 어지러우면서, 손끝이 발끝이 저릿하기도 하고 심하면 정신을 잃고 쓰러지기도 합니다.

배란기가 되면 자궁은 수정란이 잘 자랄 수 있는 환경을 만들기 위해 부지런히 자궁내막을 두껍게 살찌우기 시작합니다. 그러다 수정이 되지 않으면 필요 없어진 자궁내막과 기타 분비물들이 저절로 벗겨져서 피와 함께 체외로 배출되는데 이것이 여성이라면 한 달에 1번씩 치르게 되는 생리의 과정입니다.

그런데 여러 가지 원인으로 인해 배란이 제대로 이루어지지 않고, 여성호르몬이 불균형해지면 자궁내막이 이상 증식하게 되면서 생리량이 지나치게 많아질 수 있습니다. 대개 다음과 같은 경우에 과다월경이 일어나기 쉽습니다.

① 비위의 기능이 저하되어 중기가 부족한 경우

비위의 기운의 부족으로 정상적으로 운행되어야 할 혈들이 아래에 몰려 있다가 월경의 시작과 함께 지나치게 많은 출혈을 일으킵니다. 또는 지혈이 되지 않아 정상적인 생리 기간이 끝났는데도 출혈이 계속 이어질 수도 있습니다.

따라서 양이 많으면서 생리 기간도 일주일, 열흘, 보름씩 이어지기도 합니다. 비위 기능의 저하로 인한 식욕부진, 소화불량, 오심 등의 증상을 동반합니다. 치료는 우선 기혈을 돋구어주고 양기를 올려주는 전생활혈탕을 처방하고, 어느 정도 몸이 제자리로 돌아오면 혈탈을 치료하는 데 가장 효과적인 익위승양탕을 처방합니다.

② 스트레스나 정신적 긴장 상태가 심한 경우
심장이나 간장에 화(火)가 쌓이면 자궁내막의 혈관을 팽창시켰다가 생리가 시작되면서 과다월경이 일어날 수 있습니다. 심, 간의 화를 사하고 혈을 보충하는 치료를 합니다.

③ 갱년기 증후군의 경우
갱년기의 우울증 등으로 인해 간의 기운이 소통되지 못하고 울체되면 자궁 내의 혈관에 혈이 뭉쳐 있다가 갑자기 쏟아질 수 있습니다. 간의 울결을 풀어주는 소요산 등을 처방합니다.

④ 평소에 기름지거나 뜨거운 음식을 과식한 경우
체내에 생긴 열이 자궁에 침입하여 자궁내막의 혈관들을 자극하면 혈관들이 쉽게 터지면서 생리량이 갑자기 늘어나게 됩니다.

우선, 장과 위에 쌓인 습열을 제거하고, 손상된 혈을 보충하는 치료를 합니다.

위의 경우 외에도 자궁근종, 자궁내막증식증, 자궁선근증 등에 의한 과다월경이 일어날 수 있는데, 이때는 해당 질환을 먼저 치료해야 합니다. 생리량이 지나치게 많아지면, 혈의 손실로 이어져서 전신적인 증상으로 고생할 수 있습니다. 방치하지 마시고, 빠른 치료를 받으시기를 권해드립니다.

생리불순 중 생리 주기가 빨라지는 경우

진료를 하다 보면 몇 달 전부터 생리 주기가 점점 빨라지면서 심할 때는 한 달에 생리를 2번씩 하기도 해서 걱정이라는 분들을 만나게 됩니다. 이렇게 생리가 정상적인 예정일보다 빨라져서 4, 5일 이상 당겨지는 것을 한방에서는 경조증 또는 경행선기라고 합니다.

예정일이 더 빨라져서 전체적인 생리 주기가 약 20일 이내라면 생리가 잦다는 의미의 빈발 월경으로 분류될 수도 있습니다. 생리 주기가 빨라지면서, 양까지 많아진다면 출혈로 인한 어지럼증, 가습 두근거림, 소화불량, 피로감 등 혈이 부족해서 생기는 증상을 유발하기도 합니다.

이렇게 생리 주기가 빨라지는 경조증이 생기면 자궁의 건강뿐만 아니라 전체적인 건강 상태도 저하되므로 정확한 원인을 찾아 치료하는 것이 필요합니다.

경조증의 원인은 크게 세 가지로 나누어볼 수 있습니다. 첫째, 혈허유화(血虛有火, 피가 부족하고 화가 있는 경우)입니다. 대체로 체형이 마른 여성에게서 많이 발생하는데, 생리 시 혈의 양은 적으면서 주기가 빨라집니다. 맥을 보면 대체로 빠르고, 피부가 건조해지고 가려움증이 생기기도 합니다. 발바닥이나 손바닥이 화끈거립니다. 여름이면 이러한 증상이 더 심해진다고 호소합니다.

이럴 때는 부족한 혈을 보충하고, 자궁을 윤택하게 하는 가미사물탕과 피를 맑게 하고 열을 내려주는 청경사물탕 등을 번갈아가면서 투여하면 생리 주기가 정상으로 돌아오면서 다른 불편한 증상도 같이 사라지게 됩니다.

둘째, 간의 기운이 뭉쳐서 혈이 정상적으로 운행되지 못해 주기가 빨라지는 경우입니다. 대개 평소에 짜증이나 화를 잘 낸다거나 자주 우울해지고 정신적인 스트레스가 심한 여성에게서 많이 나타납니다. 간은 피를 저장하고 온몸으로 골고루 피를 보내는 역할을 합니다. 이 피가 다시 자궁에 모여서 생리혈이 되어 나오게 됩니다.

정신적인 스트레스가 심하여 간에 화가 쌓이게 되거나 간기가 울체되면 간에서 혈을 저장하지 못하고, 정상적인 속도보다 빠르게 순환이 이루어지게 됩니다. 이로 인해 정상적인 주기보다 생리혈이 당겨서 나오게 되는 경조증이 생깁니다. 간기울결을 풀어주는 소시호탕, 소요산, 귀비탕 등의 처방을 체질과 증상에 맞추어 투여하면 좋은 효과를 볼 수 있습니다.

셋째, 비위의 기운이 허약하여 월경의 주기가 빠르게 되는 경우입니다. 비위의 기운은 중기(中氣)입니다. 즉, 우리 몸의 중간에서 기운을 끌어올리는 역할을 합니다. 눈이 보고, 귀가 듣고, 뇌가 활동할 수 있는 것은 그에 필요한 기운을 중기가 계속해서 끌어올려 주기 때문입니다.

하지만 우리가 과로하거나 음식의 섭취가 부족하거나 스트레스를 많이 받거나 하면 중기가 부족해지면서 기운을 위로 올려주는 힘이 떨어집니다. 이렇게 되면 자궁에서 혈을 끌어 올리지 못해 혈이 저류되어 있다가 일찍 새어나가는 현상이 발생합니다.

그래서 비위의 기운이 허약해지면, 주기가 되기 전에 생리가 있는 현상이 생기는데 이때는 주기만이 문제가 아닐 경우도 많습니다. 혈이 계속해서 새는 부정출혈의 형태로 나타나서 생리 기간이 정상적인 기간보다 길어지기도 합니다.

비위의 기운 즉, 중기의 부족으로 나타나는 경조증이나 부정출혈에는 익위승양탕, 보중익기탕 등의 처방이 매우 효과적이면, 기운을 끌어 올려주는 산삼 약침도 빠른 효과를 보여줍니다. 무엇보다 과로를 피하고, 잘 먹는 것이 중요합니다.

생리 주기가 변하는 것은 몸에서 돌봐달라고 신호를 보내는 것입니다. 그냥 지나치지 마시고, 체질과 증상에 맞는 적합한 치료를 받으시길 권해드립니다.

●

초경 후 생리불순 치료

여학생들은 보통 2×7=14, 14세 전후에 초경이 시작됩니다. 개인의 체질적 차이에 의해 14세를 기준으로 1, 2년 당겨지거나 늦추어지는데 앞서는 경우는 화(火)로 인해 열매가 익기 전에 미리 떨어지는 것에 비유됩니다. 반대로 늦추어지는 것은 여성의 생리나 임신에 관계된 충임맥이 허한 것으로 볼 수 있습니다.

초경이 시작되더라도 아직은 신체가 미숙한 상태이므로 생리가 규칙적으로 자리 잡을 때까지는 어느 정도의 시간이 걸립니다. 생리 기간이 하루, 이틀 만에 끝날 수도 있고, 길게는 열흘까지 계속되는 수도 있습니다.

생리 주기도 불규칙해서 처음 몇 달 동안은 한 달에 생리를 2번 할 수도 있고, 첫 생리 이후에 6개월 내지 1년 동안 생리를 하다가 안 하다가를 반복하기도 합니다. 그러다 일단 신체가 생리 현상에 적응하면 규칙적인 생리 주기를 갖게 되는데, 이 기간이 보통 1~2년 정도 소요됩니다.

문제는 요즘의 여학생들은 정신적, 육체적으로 너무 힘들어서 생리 현상이 정상적으로 자리를 잡아야 할 이 시기가 지나도 여전히 생리불순이 심하다는 점입니다. 생리가 어느 정도 정상적으로 자리 잡아가다가 다시 3개월, 6개월, 1년씩 다시 생리 현상이 사라지기도 하고, 생리할 때 생리통도 심해서 생리를 부담스러워하고 두려워하는 학생들도 많습니다.

임상을 시작했을 때는 초경 후에 생리불순을 원래 당연하다고 생각했는데 경험이 쌓이고 보니 초경이 시작된 후에 한방 치료로 도와주면 여학생들의 건강 상태나 성장에도 도움이 되고, 생리도 편하게 자리 잡는다는 것을 알게 되었습니다.

그래서 체질별로 생리 현상이 자리 잡는 데 어려운 이유를 분석하여, 초경 후의 생리불순을 치료할 수 있는 방법을 찾았습니다. 체질에 따라서 초경 후에 생리불순이 심해지는 원인과 치료법은 다음과 같습니다.

① 충임맥이 선천적으로 허하다.

임신과 출산에 관계되는 충임맥은 자궁과 유방을 따라 연결되어 있습니다. 따라서 충임맥이 허한 체질은 자궁과 유방의 발육이 상대적으로 미숙하게 됩니다. 그래서 생리 시기가 늦어지는데 16세가 되어서도 생리가 시작되지 않는 경우도 있습니다. 이는 충임맥을 보충하는 처방을 통해 보완될 수 있습니다. 선천적인 부분이어서 문진을 하다 보면 본인도 그랬었다고 같이 온 엄마가 말씀하시기도 합니다.

② 비위가 허약하다.

요즘 여학생들은 먹는 것이 영 부실합니다. 원래 비위가 허약한 체질은 소화 기능이 약한데, 필요한 음식을 먹지 못하니 소화기는 더 안 좋아지고, 입맛이 더 떨어집니다. 그래서 음식을 통해 피를 만들어내지 못하고, 항상 어지럼증이나 두통, 피로감에 시달리게 됩니다. 비위를 보충하면, 입맛도 좋아지고 소화 기능이 향상되어 생리가 자리 잡아가게 됩니다.

③ 혈이 부족하다.

체질적으로 혈이 허하여 항상 피가 부족한 체질이 있습니다. 이를 한의학에서는 혈과(血科)라고 합니다. 혈과는 혈관이 약하여 피가 쉽게 새는 체질적 특징이 있습니다. 생리할 때도 자신이 감당할 수 있는 양보다 많은 양이 나오게 되는데, 초경 후에 아직 몸이 미숙한 상태에서는 다시 생리할 수 있을 만큼 피를 만들어내지 못하게 됩니다. 보혈하는 처방을 통하여 피를 보충하는 기능을 높여주면 생리불순이 치료됩니다.

④ 스트레스로 인한 기체(氣滯)

스트레스로 인한 생리불순은 사실 체질 불문하고 생길 수 있는 현상입니다. 그래도 유난히 이러한 현상이 잘 나타나는 체질이 있는데 기의 순환 문제가 병의 원인이 되는 기과(氣科) 체질이 이에 해당합니다. 시험이나 교우 관계 등으로 인해 스트레스가 쌓이면 자리 잡아가던 생리가 끊어지면서 한참동안 무월경이 됩니다. 반드시 기를 소통시켜주는 치료를 해주어야 생리도 돌아오고, 몸 상태가 회복됩니다.

뇌하수체와 자궁의 호르몬 분비 작용이 생리 현상을 유도합니다. 한의학에서는 이를 '양두-음두' 이론이라 하여 뇌와 자궁을 직결된 관계로 보았습니다. 그래서 생리가 주기적으로 편하게 자리 잡는 것은 뇌 기능 향상과도 밀접한 관련이 있습니다. 수면 부족, 학업 스트레스, 영양부족 등으로 고생하는 여학생들의 건강을 지켜주고 성적을 향상시키는 열쇠는 초경 후 생리불순 치료에서부터 시작합니다.

무월경

●

무월경의 원인과 치료

"몇 달째 생리가 없어서 걱정이에요."

매달 있어야 하는 생리가 점점 불규칙적으로 오더니 어느 달부터는 아예 찾아오지 않는 분들이 있습니다. 처음에는 곧 돌아오겠거니 하다가 무월경 현상이 지속되면 점점 마음이 불안해집니다. 산부인과에서 호르몬 요법을 쓰면 생리를 하기는 하지만, 호르몬제를 먹지 않으면 다시 생리가 오지 않습니다. 호르몬제 사용이 옳은 치료 방법이 아니라는 생각에 결국 한의원에 내원하게 됩니다.

정상적인 생리 주기의 3배 이상, 또는 6개월 이상 월경이 없을 때 무월경이라고 진단을 합니다. 호르몬 요법을 통해 일시적으로 한두 번은 월경을 억지로 유도할 수 있지만, 근본적인 치료가 되지 못하며 다시 월경이 나타나지 않는 경우도 많습니다.

사실 무월경의 원인은 '딱 이거다'라고 말하기가 쉽지 않습니다. 다만, 결과적으로 뇌와 자궁, 난소로 이어지는 호르몬 분비 축이 제 역할을 하지 못하고 있는 상황이라고 볼 수 있습니다. 이렇게 비정상화된 호르몬 분비를 정상화시키기 위한 치료는 한의학의 '경수' 관점에서 접근하면 상당히 효율적입니다.

경수(經水)란 경락을 통해 물이 흐른다는 뜻입니다. 월경(月經)의 경 자도 똑같은 한자를 씁니다. 즉, 월경에 관계된 경락을 통해 물이 충분히 모여야 월경이 정상적으로 진행될 수 있는 것입니다. 이렇게 흐르는 물이 모여서 이루어지는 것이 월경이라고 생각한다면 무월경의 원인을 두 가지로 접근할 수 있습니다.

첫째는 경수가 고갈되어 무월경이 되는 것이고 둘째로 경수가 막혀서 무월경이 되는 것입니다. 이 두 가지는 따로따로 생각할 수가 없습니다. 개천이 물의 양이 줄어들면 작은 장애물에도 쉽게 막힙니다. 또, 장애물이 상류를 막으면 하류의 물은 줄어들게 됩니다. 그래서 무월경은 이 두 가지를 동시에 치료해야 합니다.

우선 경수의 양을 늘리기 위해서는 혈액량을 늘려줄 수 있는 치료를 먼저 해야 합니다. 비위가 허약해 혈을 잘 생성하지 못하거나, 과로로 정혈이 고갈되는 등으로 경수가 부족하여 생긴 무월경뿐만 아니라 각종 스트레스 등으로 인해 무월경이 생긴 경우도 우선적으로 혈액량을 늘리는 치료를 하는 것이 좋습니다. 이 과정에서 무월경의 문제가 해결되는 경우도 많습니다.

이렇게 경수의 양이 충분히 늘어나게 치료를 하였는데도, 아직 월경이 돌아오지 않는다면 두 번째로 경수를 소통시키는 치료로 넘어가야 합니다. 뇌와 자궁, 난소의 호르몬 분비체계는 비유하자면, 빨대와 같습니다. 빨대의 위쪽 끝을 막아버리면 혹은 중간을 눌러버리면 물이 밑으로 떨어지지 않습니다.

스트레스나 수험생활 등의 정신적인 과로로 인한 심기울체로 목 부에서 소통이 막히거나 간비울결로 인해 횡격막 부분의 소통이 막히는 경우가 이에 해당합니다. 이러한 경우에도 장기간 정신적인 과로가 이미 혈을 손상한 상황이기 때문에 이를 치료하기 위한 처방에도 경수를 보충하기 위한 약재가 포함됩니다.

경수 이론을 바탕으로 한방에서는 무월경을 다음과 같이 분류하여 치료합니다.

① 스트레스로 인한 무월경

임상 경험상 주로 수험생, 취업 준비생, 이직, 이별 등 주로 비정상적인 스트레스 상황에 놓인 미혼 여성에게서 보게 되는 현상입니다. 이때 생리가 자연스럽게 돌아오지 못하고 오랫동안 무월경 상태가 지속되는 경우에는 통경탕을 처방합니다.

『동의보감』의 통경탕 해설에는 "월경은 심장과 관련이 있는데, 스트레스로 심기(心氣)가 통하지 않으면 생리가 끊어지게 된다. 심기가 통하지 않으면 목이 부풀게 된다"라고 수록되어 있습니다. 스트레스로 심장에 부담이 생기면, 위쪽이 막히게 되고 결과적으로 생리도 나오지 않게 되는 이치입니다. 더불어, 위쪽이 부풀면서 갑상선 질환이 동반되기도 합니다. 통경탕은 막힌 심기를 풀어줌과 동시에 자궁의 운동성을 높여서 무월경을 치료합니다.

② 위 기능이 약해서 오는 무월경

위 기능이 약하여 혈을 제대로 만들어내지 못하면, 혈이 부족하여 생리가 마르게 됩니다. 주로 무리한 다이어트나 식습관의 불균형, 영양부족 등으로 생기게 됩니다. 비위를 회복시키고, 식습관을 개선하여 몸에 혈이 만들어지기 시작하면 점차 생리를 다시 시작하게 됩니다.

③ 습담⁽수독⁾이 지나치게 많은 무월경

다낭성난소증후군으로 인한 무월경이 이에 속합니다. 몸 전체에 습담이 많거나 아랫배만 나온 여성들은 자궁에 습담이 왕성한 체질입니다. 습담이 많게 되면 체중이 증가하고, 아랫배의 순환이 습담에 막혀 원활하지 못하게 됩니다.

습담이란 수액 대사가 잘 이루어지지 않아 수액이 정체되어 생긴 일종의 수독입니다. 습담이 자궁에 차게 되면 생리가 고르지 못하여 불임의 원인이 되는 사례가 많습니다. 이 경우에는 도담탕을 체질에 맞추어 처방하면, 체중도 줄어들고 생리도 원활하게 나오게 됩니다.

오래된 무월경을 치료하려면 자궁과 난소로 가는 혈액량을 늘리는 치료와 뇌와 자궁, 난소의 호르몬 분비 축을 정상화시키기 위해 인체의 상중하의 소통을 원활하게 하는 치료를 병행해야 합니다. 원리에 입각하여 체질에 따라 바른 치료를 하면 오래된 무월경도 정상 주기를 회복할 수 있습니다. 한방 치료로 정상적인 생리 주기를 찾고, 한시름 놓길 바랍니다.

심한 다이어트 후 무월경

"심한 다이어트 후에 생리를 안 해요."

주로 20~30대 미혼 여성분들이 무리한 다이어트 후에 생리불순이 생겨서 고민하는 경우가 많습니다. 심지어 20대 초반인데 체중 감량 후에 생리가 끊겨서 1년 넘게 돌아오고 있지 않다고 호소하시는 분도 있습니다.

다이어트를 한 후 무월경이 생긴 환자분들에게는 공통적인 증상이 있습니다. 탈모, 다리에 쥐가 나는 증상, 몸이 건조해지고 가려움, 가슴 두근거림 등이 나타나는데 한방에서는 이를 혈이 부족하여 생기는 증상으로 봅니다.

즉, 살만 빠진 게 아니라 우리 몸에 필요한 혈도 같이 고갈된 것입니다. 혈이 부족해지니 몸 밖으로 혈을 내보내지 않고 저장하려는 현상이 무월경으로 나타났다고 볼 수 있습니다. 이러한 상황에서 호르몬제를 통해 억지로 생리를 유도한다면, 몸에 더 큰 부담을 주게 됩니다.

다이어트로 인한 무월경의 치료는 어떻게 해야 할까요? 무엇보다 고갈된 혈을 보충하는 것이 우선입니다. 보혈하는 처방을 통해 고갈된 혈을 보충하면 부족해졌던 혈이 채워지면서 저절로 생리가 시작되는 경우가 많습니다. 만일 무월경 기간이 길어서 보혈만으로 생리가 시작되지 않는다면 생리를 통하게 하는 통경 처방을 사용해야 합니다. 채워주고, 통하게 하면 멈췄던 자궁의 운동이 회복을 시작하는 이치입니다.

다이어트를 하면서 혈이 허해지는 현상을 최소한으로 하려면 건강을 유지하기 위한 최소한의 음식은 섭취해야 합니다. 한의학에서는 담담한 음식 즉, 쌀과 나물이 정혈을 생성한다고 하였습니다. 나물을 많이 드시고, 현미밥을 소량이라도 드시는 것이 좋습니다.

다음으로 운동 시에 지나치게 땀을 많이 흘리는 것을 피해야 합니다. 다이어트를 위해 운동을 하는 것은 필수입니다. 그런데, 운동을 하면서 땀을 지나치게 많이 흘린다면 어떤 문제가 발생할까요? 한의학에서는 여성의 혈과 땀은 그 근원이 같다고 했습니다. 땀을 많이 흘린다면 혈이 밖으로 새는 것과 같습니다. 운동 후에 피로감이 심해지고, 혈을 보충하기 위해 본능적으로 식욕이 발동합니다.

결국, 장기적으로 점진적 감량을 위해서는 땀을 지나치게 많이 흘리는 것보다는 몸에 무리가 가지 않는 운동을 꾸준히 하는 것이 좋습니다. 유산소 운동과 근력 운동, 스트레칭을 적절히 배합하여 몸의 탄력을 찾는 운동에 집중하시길 바랍니다.

마지막이 잠입니다. 한의학에서는 자는 동안 우리 몸의 정혈이 만들어진다고 하여, 수면을 충전하는 것에 비유하였습니다. 잠을 충분히 자야 혈이 보충됩니다. 특히 밤 10시에서 2시 사이는 식욕 억제 호르몬인 렙틴이 가장 활발하게 분비되는 시간입니다. 이 시간에 잠을 자지 않고 있으면, 렙틴의 분비가 저하되어 렙틴의 반대 작용을 하는 식욕 촉진 호르몬인 그렐린이 분비되면서 식욕을 증진시킵니다. 다이어트를 한다면 될 수 있으면 11시 전에 잠들 것을 권해드립니다. 수면 시간도 충분히 확보하는 것이 바람직합니다.

다이어트는 건강을 위한 필수선택이라고 생각합니다. 다만, 평생 해야 할 체중 관리라면 몸에 무리가 가지 않는 방법을 찾아 꾸준히 실천하는 것이 좋습니다.

●

스트레스로 인한 무월경과 가미귀비탕

살다 보면 큰 스트레스를 받을 일이 종종 있습니다. 회사 생활하는 사회인, 큰 시험을 앞둔 수험생, 이별을 하고 상처받은 연인 등 몸과 마음을 지치게 하는 일들을 종종 만나게 됩니다. 여성의 몸은 예민해서 이런 일들을 겪게 되면 리듬이 깨지면서 생리를 건너 뛰는 일이 생깁니다.

한의학에서는 정식적인 과로가 무월경의 원인이 되는 이유를 설명하고, 치료법을 제시해놓았습니다. 이번 절에서는 스트레스로 인한 무월경을 치료하는 처방인 가미귀비탕에 대해 말씀드리겠습니다.

가미귀비탕의 조문을 보면 "화내는 것이 풀리지 않고 뭉쳐서 간과 비가 막히면 혈이 상하여 월경이 나오지 않게 된다"라고 되어 있습니다. 우리가 회사에서 스트레스를 받거나, 공부하면서 뜻대로 않거나, 타인에게 배신당하는 일이 생기면 사실 화가 납니다. 그런데 화가 잠깐 났다가 그치면 문제가 없는데, 화 난 것이 잘 풀리지 않으면 가슴속에서 응어리가 집니다.

화가 나고 신경이 예민해지는 상태가 계속되면 피가 마르는 현상이 생깁니다. 아울러 우리가 고민할 때의 모습을 보면 로댕의 「생각하는 사람」처럼 몸을 수그리고 고개는 드는 자세가 만들어집니다. 정확히 우리 몸의 좌측의 간과 우측의 비장 부위를 잇는 선을 따라 몸이 접힙니다.

여성 한방 백서

이러한 현상이 생기는 것을 한의학에서는 '간비울결(肝脾鬱結)'이라는 용어로 표현합니다. 간비가 울결되면 가슴이 답답하며, 음식을 먹어도 소화가 잘 안 되고, 목에 가래가 낀듯한 느낌도 나타납니다. 사소하고 조그만 충격에도 예민한 반응을 보이고, 두려움을 잘 느끼며, 배에 가스가 잘 차고, 불면증이 생깁니다. 이러한 간비울결을 치료하는 대표적인 처방이 바로 '가미귀비탕'입니다.

가미귀비탕은 손상된 혈을 보충하는 당귀, 용안육, 비장의 기운을 돋우어 소통시키는 힘을 주는 황기, 인삼, 백출, 정신을 안정시키고 막힌 것을 뚫어주는 원지, 복신, 목향, 불면을 치료하는 산조인 등으로 구성되어 있습니다. 간과 비가 막힌 것을 풀어주고 손상된 혈을 보충하고, 뇌의 혈액 순환을 촉진하는 작용을 통해 우리 몸의 위, 아래가 잘 소통되게 합니다. 즉, 몸의 중심축 중간이 막혔던 것을 뚫는 역할을 하는 것입니다.

가미귀비탕을 사용하여 생리가 소통되기 시작하면, 우울증이 호전되고, 정신이 맑아집니다. 가미귀비탕은 여성의 정신적인 긴장으로 인한 부부 관계 후의 질 출혈에도 좋은 효과가 있습니다. 마음이 몸에 영향을 주는 현상인 심신증을 치료하는 대표적인 처방인 가미귀비탕은 정신적으로 힘든 현대 여성에게 다용할 수 있는 명방입니다.

생리 전 증후군

●

생리 전 몸살 증후군

"생리 때만 되면 몸살감기로 고생해요."

달이 차면 기울듯이, 여성의 생리는 매월 반복되는 신비한 생명 현상입니다. 그런데, 생리 전에 생기는 특이한 증상으로 매달 힘들어하는 여성분들이 많습니다. 생리가 시작되기 일주일 전이 되면 온몸이 으슬으슬 춥고, 아파오면서 피로한 증상이 나타나고, 심한 경우에는 배란일 무렵부터 슬슬 증상이 시작되기도 합니다.

그러다 보니 한 달에 절반 이상은 알 수 없는 몸살 증상으로 힘들어하게 됩니다. 제가 진료실에서 뵌 어떤 환자분은 생리가 끝날 때까지 이렇게 살아야 하는지 한탄을 하시기도 했습니다. 다행히 생리 전 증후군은 한방 치료가 매우 우수한 성적을 내는 질환입니다.

생리 전 증후군이란, 월경 전에 반복적으로 발생하는 정서적, 행동적, 신체적 증상들을 특징으로 하는 일련의 증상군입니다. 유방통, 요통, 몸이 붓는 느낌, 두통과 몸살처럼 모든 관절이 아픈 신체적 증상과 기분의 변동, 우울감, 불안, 공격성 등의 심리적 변화 등이 흔한 증상으로, 이러한 증상들은 배란 이후 점차 심해지며 생리 시작 일주일 전에 가장 심하고 월경이 시작되면 수일 이내 사라지게 됩니다.

생리 전 증후군은 자궁벽이 두꺼워지기 위해 다량의 피가 자궁 쪽으로 내려가게 되어 몸의 방어 기전이 약해지면서 나타나는 증상으로 볼 수 있습니다. 외부적으로는 바깥에서 들어오는 외사를 이기지 못하여 감기 기운이 생기고, 내부적으로는 혈이 허해지면서 오는 피로감, 불안감, 두통 등이 나타납니다.

한의학에서는 생리 전 증후군을 생리 전에 몸살을 앓는 것처럼 온몸이 쑤시고 아프며 두통이나 오한, 발열 등의 증상이 나타난다고 해서 생리 몸살이라고도 합니다. 생리 몸살이 잘 생기는 체질은 평소에 손발이 차거나, 추위를 잘 타는 특징이 있습니다. 이는 체질상 한기에 약하기 때문입니다.

생리 전 증후군을 치료하기 위해서는 자궁을 따뜻하게 하고 전신의 경맥의 순환을 돕는 오적산 가감방을 사용하는데 임상 결과에서 우수한 효과가 입증되었습니다. 오적산은 자궁 내에 활력을 불어넣어 주는데, 복부의 율동을 활발하게 만드는 역할을 합니다.

복부가 움직이면, 자궁이 따뜻해지고, 전신의 혈액 순환이 활발해집니다. 복부를 따뜻하게 하는 약침 치료를 병행하면 더 신속한 치료 효과를 낼 수 있습니다. 생리 전 증후군·생리 몸살은 치료를 받으면, 호전이 잘되는 질환입니다. 그냥 지나치고 참고 살기에는 너무 많은 시간을 힘들게 지내셔야 합니다.

한방 치료로 매달 받는 고통에서 해방되시길 바랍니다.

●
생리 전 식욕 폭발

생리할 때가 되면 식욕이 폭발해서 주체가 안 된다는 분들이 종종 있습니다. 생리가 시작되기 1~2주 전부터 이상하게 입맛이 돌기 시작해서 어느덧 정신없이 먹고 있는 자신을 발견하고 놀라곤한다고 말씀하십니다.

보통 생리 전 증후군의 증상은 유방통, 요통, 몸이 붓는 느낌, 두통과 몸살처럼 모든 관절이 아픈 신체적 증상과 기분의 변동, 우울감, 불안, 공격성 등의 심리적 변화 등으로 나타납니다. 그런데 여기에 급격한 식욕의 증가가 더해집니다.

그렇다면 생리 전 증후군의 증상 중 급격한 식욕 증가는 어떻게 보아야 할까요? 여성의 몸의 중심축인 양두와 음두에 대해 알면 좀 더 쉽게 이해할 수 있습니다. 양두는 머리를, 음두는 자궁과 난소를 말합니다.

머릿속의 뇌와 하복부의 자궁은 둘 다 혈액의 소모가 많은 장기입니다. 생리 전 증후군의 증상이 나타나는 생리 일주일 전 무렵은 자궁내막이 최고조로 두터워지는 시기입니다. 즉, 인체는 자궁에 많은 혈액을 보내주느라 뇌로 가는 혈류량이 줄어들 수밖에 없습니다. 평소에 혈액량에 부족함이 없고 혈액 순환이 원활한 여성이라면 아무 문제가 없이 편안하게 지나가겠지만, 그렇지 않다면 뇌는 혈액 공급이 부족함을 느끼게 됩니다.

이때 뇌에서는 '내 몸에 피가 모자라는구나. 얼른, 피를 만들 수 있게 음식 섭취를 늘려야겠다'라는 명령을 내리고 음식을 받아들이기 위해서 위장의 운동을 활성화시키기 시작합니다. 그런데 환자분들께 물어보면 공통적으로 갈망하는 음식들이 있습니다.

바로 탄수화물이 많이 함유된 빵이나 면, 그리고 흰쌀밥 등입니다. 한의학에서는 수곡을 '혈을 만들어내는 재료'라고 설명하고 있습니다. 수곡은 물과 곡식을 말합니다. 그래서 식욕 증진은 탄수화물 섭취 욕구에 집중됩니다.

요약하자면 생리 현상으로 인한 자궁의 혈액 소모 → 뇌의 혈액 공급 부족 → 위장의 운동 항진으로 이어지는 인체의 생리적 요구에 의해 월경 전에 식욕이 증진됩니다. 따라서 평소에 혈의 부족이 심했던 분들에게서 식욕의 증진이 더욱 강하게 나타날 것이라고 유추할 수 있습니다. 평소에 체중 증가에 대한 부담으로 먹는 것을 억제하던 분들은 혈이 허해져 있는 상태가 되기 쉽습니다. 그래서 부족해진 혈을 채우기 위해 갑자기 식욕이 폭주하는 상황을 맞게 되는 것이지요.

보통 억눌러왔던 것 이상의 식욕을 보이게 되므로 줄었던 체중은 제자리 이상으로 돌아가게 됩니다. 그래서 다이어트 기간 중 주기적 폭식을 되풀이하고 있다면 생리 전 증후군과의 연관성도 의심해보아야 합니다.

생리 전 증후군으로 인한 이상 식욕의 증가에 대처하기 위해서 세 가지 방법을 권해드리고 싶습니다.

첫 번째는 음식의 종류를 선별하는 것입니다. 앞서 탄수화물 섭취 욕구의 증가 원리에 대해 말씀드렸습니다. 탄수화물이 필요하다면 건강한 탄수화물을 섭취하시길 바랍니다. 첨가물이 많이 들어가고 소화가 어려운 밀가루 음식보다는 쌀이나 현미, 찹쌀로 만든 음식을 드시는 것이 좋습니다.

두 번째로 먹는 시간 조절입니다. 아침 식사를 꼭 하시고 오전 중의 식사량을 늘리시길 바랍니다. 아침을 거르고 저녁을 폭식하면 바로 체중 증가로 이어지게 됩니다. 아침 식사를 하면 뇌에 포도당을 안정적으로 저녁까지 공급할 수 있습니다. 그러면 뇌는 허겁지겁 음식을 찾지 않게 됩니다.

세 번째가 먹는 방법입니다. 가능한 한 많이 씹어 드세요. 많이 씹어 먹으면 천천히 먹게 되어 식사 후 20분이 지나야 만족되는 뇌의 사상하부에 있는 포만 중추를 충족시킬 수 있습니다. 한의학에서도 많이 씹을수록 정신이 안정된다고 하니 이와 일맥상통하는 말 같습니다. 정신이 안정되면 식욕이라는 욕망이 조절되기 시작합니다.

사실 생리 전 이상 식욕 증진은 생존 본능의 일종이라 할 수 있습니다. 무조건 참고 누르다가는 폭발을 맞이하게 됩니다. 올바르고 적당한 식습관을 통해 대처하는 것이 현명합니다.

생리 전 복부 경직과 오적산

여성 질환을 진료할 때 복진은 필수입니다. 복부에 경직된 부분이 없는가 복부의 상중하와 좌우를 골고루 진찰해야 합니다. 내부의 상황을 알 수 있는 중요한 단서가 되기 때문입니다. 복부에 경직이 있다면 경직된 부위에 따라 원인이 다릅니다.

명치와 배꼽 사이에 압통이 있다면 위장의 문제를 의미합니다. 하복부의 복진으로 자궁과 난소, 장의 병변을 진단할 수 있습니다. 이렇게 복진을 하고 나서 형상, 맥, 증상 등을 종합하면 복부의 경직을 해소하는 침 처방과 한약 처방을 할 수 있습니다.

이때 복부의 경직을 해소하는 대표적인 처방이 오적산입니다. 오적산은 생리 전 증후군과 복부 경직을 효과적으로 치료하는 처방입니다. 오적(五積)이란 배 속에 생기는 다섯 가지 덩어리를 뜻합니다. 이러한 덩어리를 한의학에서는 쌓일 적(積), 모일 취(聚) 자를 써서 적취라고 합니다.

적취가 생기는 원인은 배가 차서 율동이 안 되기 때문으로 봅니다. 배가 차가워지는 원인은 한기에 상하기 때문입니다. 우리 몸이 추위에 상하면 다리의 경락을 따라 배로 한기가 모입니다. 한기에 의해 배가 굳어서 운동이 되지 않으면 하복부의 장기들의 운동성이 떨어지게 됩니다.

그중에서도 매달 규칙적인 변화를 하는 자궁과 난소의 운동이 원활하지 않게 됩니다. 특히 자궁에는 혈에 관계된 경락들이 모두 지나가는데 자궁의 움직임이 약해지면 손발로 가는 혈행도 느려집니다. 아랫배가 차가워지면 손발도 차가워지는 수족냉증이 같이 생기는 이유입니다.

이렇게 한기에 상해서 아랫배와 손발이 차가워져 있다면 월경이라는 주기적 변화가 잘 이루어질 수 있을까요? 월경을 하려면 자궁내막이 두꺼워져야 합니다. 자궁에 혈이 몰리면 평소에 몸이 차던 사람은 전신의 혈액 순환이 저하되면서 오한기를 더 많이 느끼게 됩니다.

오적산은 자궁 내에 활력을 불어넣어 주는 역할을 하는데, 복부의 율동을 활발하게 만들어주는 처방으로 구성되어 있습니다. 찬 것을 직접 제거한다기보다는 율동을 통해서 한기를 소멸시키는 개념입니다. 복부가 움직이면, 자궁이 따뜻해지고, 전신의 혈액 순환이 활발해집니다.

이러한 기전으로 인해 오적산은 생리 전 증후군뿐만 아니라, 한기에 상해서 오는 한요통, 한복통, 견비통, 감기 증상 등을 치료합니다. 지금까지 여성의 복부 경직이 왜 일어나는지, 그 경직을 치료하는 오적산이 생리 전 증후군 치료에서는 어떤 역할을 하는지에 대해 말씀드렸습니다.

한의학에서는 한로인 10월 23일경에서부터 다음 해 춘분 3월 23일경까지를 한기에 잘 상하는 시기로 보았습니다. 이 상한의 시기에는 따뜻하게 옷을 잘 갖추어 입고, 찬 음식이나 음료를 멀리하여 한기에 손상되지 않도록 조심하시길 바랍니다. 그럼에도 불구하고 한기에 손상되어 병증이 생긴다면 오적산을 증상에 맞추어 유용하게 활용할 수 있습니다.

2

때가 아닌 변화

조기 폐경
초경은 제때에

조기 폐경

●

난소 기능 회복으로 조기 폐경을 치료하세요

혈액 검사 후 AMH(항뮬러관호르몬) 수치가 나이에 비해 낮게 나와서 걱정이라며 내원하는 분들이 계십니다. 수치가 많이 낮은 분들은 혹시 조기 폐경이 오는 것이 아닌가 하고 불안해하십니다. 아직 미혼이거나 임신을 준비하시는 분들은 걱정이 더 클 수밖에 없습니다. 다행히 난자의 질과 양을 나타내는 AMH 수치는 불변이 아니라 한방 치료로 충분히 개선될 수 있습니다.

즉, 난소 기능 저하는 체질과 증상에 맞는 한방 치료로 회복될 수 있고, 이 과정에서 조기 폐경을 예방하고 치료할 수 있습니다. 조기 폐경의 증상에는 보통 생리의 이상이 나타납니다. 생리 주기가 느려지거나 빨라지고, 생리량이 줄어들거나 많아지기를 수개월 동안 반복합니다. 그 과정에서 생리를 두 달, 석 달씩 안 하다가 어느 순간 생리가 끊어지게 됩니다.

보통 폐경이 되는 나이는 40대 후반에서 50대 초반인데, 20~30대에 이런 증상이 나타나게 되면 조기 폐경으로 보게 됩니다. 40대 초반에 나타난다면 폐경의 시기가 이른 것일 뿐 조기 폐경으로 보지는 않지만, 아직 임신 계획이 남아 있는 분들이라면 반드시 폐경을 늦추는 치료가 필요합니다.

지속적으로 생리 주기가 불규칙하거나, 임신 시도를 하는데 1년 이상 임신에 성공하지 못했을 경우 AMH 수치를 파악할 수 있는 호르몬 검사를 시행합니다. 병원에서 흔히 들을 수 있는 "난소 나이가 몇 세입니다"라는 말은 이 AMH 수치를 두고 하는 말입니다. AMH 수치는 28세에 정점(평균 5.25)을 찍고, 35세에 3.64, 40세에 1.79, 45세 이상에서는 1 이하로 떨어지게 됩니다.

이는 축적된 데이터를 바탕으로 나이에 따른 AMH 수치를 측정한 통곗값이기 때문에 내 나이에 비해 난소 나이가 많다고 해서 너무 상심할 필요는 없습니다. 다만, 그 차이가 지나치게 크면 주의할 필요가 있습니다.

난소 기능 개선 치료의 기본 원리와 한방 치료

먼저, 난소에 대해 잠깐 살펴보겠습니다. 난소는 자궁의 양옆에 위치해서 인대로 연결되어 있는 장기로, 난자로 성숙될 수 있는 난모세포를 저장했다가 배란을 통해 난자를 하나씩 내보내는 역할을 합니다.

이렇게 난소를 저장하고 있다가 때가 되면 내보내는 원동력은 어디서부터 올까요? 한의학에서는 자궁과 난소를 묶어서 포(胞)라고 하고 생화(生化)하는 역할을 한다고 하였습니다. 생화란, 한자를 풀어보면 생명으로 변화시킨다는 뜻입니다. 이 생화하는 힘은 아랫배의 운동성과 연결됩니다. 즉, 아랫배의 운동이 원활해야 자궁과 난소의 혈류가 좋아져 생화의 작용이 잘 이루어집니다.

생화 과정이 잘되면 배란 과정이 원활하게 되어 난자의 질이 좋아지고, 임신이 잘됩니다. 그래서 자궁과 난소의 기능을 회복시키는 처방은 아랫배의 운동성을 높이는 방식으로 구성되어 있습니다.

조기 폐경의 치료는 이러한 기본 원리를 바탕으로 체질과 증상에 따라 크게 네 가지로 나누어 치료합니다. 조기 폐경의 한방 치료 원리는 다음과 같습니다.

첫 번째는 혈이 허한 경우의 치료입니다. 혈이 부족하게 되면 아랫배에 있는 자궁과 난소에 혈이 충분히 공급되지 못하여 난소의 기능이 떨어지게 됩니다. 따라서 혈을 보충하는 처방을 통해 혈류 공급이 충분해지면 배란이 주기적으로 되어, 생리도 정상 주기를 회복합니다.

두 번째는 비위가 허약한 경우의 치료입니다. 비위가 허약해지면 혈을 생성하는 기능과 복부의 운동성이 동시에 떨어지게 됩니다. 이런 문제는 평소에 비위가 허약한 체질에서 생기는데 비위를 치료하면 혈을 만들어내는 기능과 복부의 운동성도 높아져서 하복부의 혈행이 개선되어 난소 기능이 회복됩니다.

세 번째는 신장이 약한 경우의 치료입니다. 신(腎)은 인체의 생식 기능을 담당하는 장부로 신의 기능이 약해지면 자궁과 난소의 기능이 전반적으로 저하되게 됩니다. 신을 보하는 치료를 통하여 생식 기능이 회복되면, 난소의 배란 기능이 정상으로 돌아오게 됩니다.

네 번째는 스트레스로 인하여 혈이 마르고, 월경이 막히는 경우입니다. 스트레스로 인해 간과 비의 울화가 쌓이게 되면, 두 가지 문제가 생기게 됩니다. 윗부분이 막혀서 아래쪽으로 생리혈이 소통되지 않는 문제가 발생하면서, 울화로 인해 혈이 마릅니다. 즉,

스트레스로 인해 아예 배란 기능이 정지하고 혈이 손상됩니다. 처방을 통해 간장과 비장의 울화를 풀어주면, 저하되었던 난소 기능이 회복되면서 생리가 정상으로 돌아옵니다.

이상 조기 폐경이 발생하는 이유와 치료에 대해 살펴보았습니다. AMH 수치가 낮게 나왔다고, 지나치게 실망할 필요는 없지만, 그냥 방치해서도 안 됩니다. 특히 임신을 생각하여야 하는 미혼 여성의 경우에는 신속한 치료가 반드시 필요합니다. 조기 폐경은 증상이 나타날 때 시기를 놓치지 않고 치료하면 좋은 효과를 거둘 수 있습니다.

비위허약형 조기 폐경

비위가 약해서 오는 생리량 감소가 조기 폐경으로 이어질 수 있습니다. 앞장에서 자궁과 난소 기능 저하로 인한 생리량의 감소가 조기 폐경으로 이어지는 증상에 대해 말씀드렸습니다. 이렇게 발생한 조기 폐경의 네 가지 원인 중 하나가 비위허약입니다.

비위가 약해지는 것을 치료해서 생리량을 회복한 케이스가 많아서 이번에는 비위허약이 왜 조기 폐경의 원인이 되는지와 어떻게 치료하고 관리해야 하는지에 대해서 보다 구체적으로 말씀드리려고 합니다.

비위는 우리 몸의 중앙에 위치해서 음식을 받아들이고 소화하는 역할을 하는 장부입니다. 음식을 먹어서 위장에 음식을 쌓아놓으면 위장을 가락지처럼 둘러싼 비장은 위를 조물락 조물락 움직여서 음식을 몸에 흡수할 수 있는 상태로 만드는 역할을 합니다. 즉, 비위의 개념은 음식을 먹는 것과 소화시키는 운동 작용을 포괄합니다.

우리 몸의 혈은 무엇으로부터 만들어질까요? 당연히 답은 음식입니다. '마실 음(陰)', '씹을 식(食)' 먹고 마시는 것이 비위의 소화 과정을 통해서 혈이 되는 것입니다. 몸의 중앙에 위치한 비위는 음식에서 만들어낸 혈을 전신으로 돌려주는 역할도 합니다. 비위의 역할은 혈을 생성하는 기능과 혈을 운행하는 기능에 있다고 요약할 수 있습니다.

비위의 기능이 약해지면 입맛도 떨어지고 소화 기능도 떨어지는데 이는 혈의 생성과 운행이 잘 안 되어 혈이 부족해지는 현상으로 이어집니다.

혈을 머리로 잘 올려 보내지 못하면 어지럼증과 두통이 생기고,

팔, 다리로 기와 혈을 잘 보내지 못하면 팔, 다리에 힘이 빠지고 늘어집니다. 아랫배로 보낼 혈이 부족해지면 생리량이 감소합니다.

쉽게 생각해서 먹고 소화하는 기능이 약해지면 혈이 부족해져서 인체에서는 혈을 밖으로 안 내보내고 몸에서 사용하려고 합니다. 문제는 이런 기간이 길어지면 아랫배에 위치한 자궁과 난소가 혈을 충분히 공급받지 못해서 기능이 저하한다는 점입니다. 결과적으로는 조기 폐경으로 이어지게 됩니다.

치료의 포인트는 무엇보다 비위 기능 회복에 맞춰져야 합니다. 보중익기탕 계열의 처방을 꾸준히 복용하면 비위 기능이 좋아지면서 생리량이 점점 늘어나서 정상적인 생리량을 회복하게 됩니다. 동시에 비위 기능이 약해져서 나타났던 소화 기능 저하를 비롯한 두통, 어지럼증, 피로감, 요통, 변비 등의 증상이 치료됩니다.

이렇게 한방 치료와 더불어 매우 중요한 것이 있습니다. 바로 음식 관리입니다. 우선, 비위에 부담을 줄 수 있는 음식을 피하는 것이 중요합니다. 밀가루 음식, 감자나 고구마 등의 구황작물을 줄이는 것이 좋습니다. 찬 음식과 찬 음료를 조심하고, 기름이 산패되기 쉬운 수입 견과류도 소량만 드시길 바랍니다. 기름기가 많은 고등어 같은 등 푸른 생선보다는 흰살 생선이 좋습니다. 또, 생야채는 채독으로 인해 비위에 부담을 주므로 채소는 데치거나 찌는 방식으로 익혀서 드시길 바랍니다.

가급적이면 저녁 식사는 적게, 아침 식사는 많이 드세요. 간식으로는 쌀이나 찹쌀로 만든 떡 종류가 혈을 만들어내는 데 도움이 됩니다.

지금까지 비위가 허약해져서 오는 생리량 감소가 조기 폐경으로 이어지는 경우에 대해서 말씀드렸습니다. 비위를 치료해서 소화 기능이 좋아지면 혈의 생성과 순환이 회복되고 자궁과 난소의 기능 또한 좋아집니다. 소화 기능 저하와 생리량 감소가 같이 나타난다면 반드시 정확한 치료와 관리를 통해 조기 폐경을 예방하시길 바랍니다.

●

생리량 감소 조기 폐경

아직 30대인데 생리량이 자꾸 줄어들어 산부인과에서 AMH 수치를 검사하면, 나이에 비해 AMH 수치가 낮게 나와서 난소의 기능이 많이 떨어진 것으로 진단받는 분들이 있습니다.

이런 분들에게 생리량에 대해 물어보면 20대 때에는 생리가 그래도 3일은 정상적으로 나왔는데, 점점 나이가 들면서 생리량이 줄어서 금방 끝난다고 고민하는 경우가 많습니다. 이렇게 생리량이 계속 줄다 보면 무월경 증상이 생기다가 조기 폐경으로 이어질 수 있습니다.

생리량이 너무 적어지는 것을 한의학에서는 월경이 순조롭지 못하다는 뜻으로 경행불리(徑行不利)라고 합니다. 이런 경행불리는 여성의 몸 상태가 손상되어 있고, 자궁을 비롯한 난소나 나팔관 등 임신에 관계된 여성 생식기의 혈행도 좋지 않아서 순조롭게 제 기능을 다하지 못하고 있는 것을 의미합니다.

여성 생식기는 혈을 충분히 공급받아야 운동을 원활하게 하는 장기이므로, 여러 가지 원인으로 인해 하복부의 혈행이 나빠지면 생식 기능이 떨어지게 됩니다. 이렇게 생리량이 줄어든 상태가 오래되면 아예 생리가 끊어지는 무월경이 되다가 조기 폐경으로 이어지는 결과가 나타날 수도 있습니다.

생리량이 적어지는 원인은 크게 혈이 새는 경우, 혈 자체가 생성이 안 되는 경우, 한습과 자궁 내 어혈 등으로 인해 자궁과 난소의 혈액 순환에 장애가 생기는 경우로 볼 수 있습니다.

첫 번째로 혈이 새어 허(虛)해지는 경우가 있습니다. 평소에 지나치게 땀을 흘린다거나, 소화기가 좋지 않아 설사가 잦은 경우에 해당합니다. 이렇게 진액이 새면 혈이 부족해집니다. 진액은 혈을 생성하는 재료이기 때문입니다. 혈이 부족하게 되면 인체는 자연히 혈의 손상이 큰 생리부터 멈추게 합니다. 따라서 혈을 보충하는 사물탕, 대영전 등의 처방을 통하여 혈을 보하면 생리량이 회복됩니다.

두 번째로 비위가 허약한 경우입니다. 혈이 허하게 되는 원인 중에 비위가 허약하여 음식을 혈로 만들지 못하는 기전이 있습니다. 평소에 비위가 허한 체질에게 생기는데 비위의 치료를 통해 혈을 만들어내는 기능이 좋아지면, 자궁과 난소에 혈을 공급하는 기능도 좋아지게 됩니다.

세 번째로 평소에 찬 음식이나 찬 음료를 많이 먹어서 하복부에 한습이 생기거나 외부에서 침범한 한습이 하복부에 쌓이는 경우입니다. 한습이 아랫배의 혈행을 막아서 생리혈이 잘 돌지 못하면 생리량이 줄어들게 됩니다. 한습을 제거하는 오적산, 이진탕, 도담탕 등의 처방을 가감하여 사용합니다.

마지막으로 자궁 내에 어혈이 있는 경우입니다. 유산으로 인한 소파 수술, 자궁근종 절제술 등으로 인해 자궁 내에 어혈이 생기면 자궁 내의 혈행이 순조롭지 못하고 혈이 잘 뭉칩니다. 자궁 내에 어혈이 쌓여서 자궁내막의 생성과 탈락이 원활하지 못하면 생리의 양이 점점 줄어듭니다. 자궁의 어혈을 없애주고 혈행을 원활하게 하는 계지복령환, 사물탕 가감방을 사용하여 치료합니다.

덧붙여 혈을 보충할 수 있는 생활 습관에 대해 말씀드리겠습니다. 우선, 잠을 제시간에 충분히 자야 합니다. 11시부터 새벽 2시 사이의 수면 상태에서 인체의 진액과 혈의 생성을 촉진하는 호르몬의 분비가 일어납니다. 적어도 11시쯤에는 수면을 시작하시기 바랍니다.

그다음으로 잘 먹어야 합니다. 『동의보감』에서 혈을 포함한 진액을 만들어주는 것은 쌀과 나물이라고 하였습니다. 집밥 스타일로 끼니를 거르지 않고, 잘 챙겨 드시길 바랍니다. 정확한 치료와 바른 생활 습관으로 줄어드는 생리량을 회복해서 조기 폐경의 우려에서 벗어나시길 바랍니다.

조기 폐경의 명방, 대영전

자궁과 난소의 혈류량을 증가시키는 효능을 통해 난소 기능 저하로 인한 생리량 감소와 조기 폐경을 치료하는 처방인 대영전(大

營煎)을 소개하겠습니다. 대영전은 명나라 명의인 장개빈의 저서 『경악전서』 신방팔진에 수록된 처방입니다. 그래서 시기상 우리나라 의서인 『동의보감』에는 수록되어 있지 않고, 조선 후기의 처방집인 『방약합편』에 등장하게 됩니다.

한의대학생 시절 교수님께서 "'대영전'을 이해하려면 장개빈이라는 사람의 특징을 생각해보라"고 말씀하신 기억이 납니다. 일종의 군의관으로 활약하던 장경악은 '거친 환경에서 살면서 영양이 부족하여 몸이 허해져 있는 사람에게 효과적인 처방을 고민하던 사람'으로 전해집니다.

처음에는 명나라 시대 『경악전서』의 처방이 현시대에 적용될 수 있을까 의심을 했지만 임상을 하면서 보니 현대인의 삶도 만만치는 않은 것 같습니다. 과로에 아침도 못 먹고, 그나마 체중 걱정에 다이어트까지, 예전보다 못 먹고 힘들게 다니시는 분들도 많더군요.

'대영전'의 처방의 뜻은 '영(營)'을 크게 보한다는 뜻입니다. 여기서 '영'은 '영혈(營血)'을 뜻합니다. 영혈은 혈관 속을 돌면서 전신을 경영하는 혈액의 작용을 의미합니다. 그래서 대영전의 처방의 뜻은 '혈액의 양과 기능 두 가지를 모두 보충하는 처방'이라는 뜻입니다.

『방약합편』에는 '진음(眞陰)'의 손상으로 인해 부인의 월경이 지연되고, 월경량이 감소하는 증상과 근골과 심복의 동통을 다스린다고 하였습니다. 진음이란 혈액을 비롯하여 뼛속에서 만들어지는 골수까지 의미합니다. 대영전은 몸속 깊은 뼛속까지 말라갈 때쓰는 처방이란 뜻입니다.

처방 구성은 숙지황, 구기자, 당귀 등의 혈을 보충하는 작용을 위주로 하는 약재와 두충, 우슬, 육계, 구운 감초 등 아랫배를 따뜻하게 만들어주는 작용을 하는 약재로 구성되어 있습니다. 특징적인 것은 들어가는 약재의 양입니다. 말 그대로 '대(大)'합니다. 보통 『동의보감』의 처방에 들어가는 약재량을 기준으로 하면 2~3배 정도는 되는 양입니다.

대영전의 약재들은 크게 혈액을 보충하면서 혈액의 순환이 잘되도록 하복부를 따뜻하게 만들어주는 역할을 합니다. 하복부에 위치한 자궁과 난소의 혈류량을 증가시켜 자궁내막을 두텁게 하고, 난소의 배란 기능을 촉진합니다.

이런 기능을 통해 감소했던 생리량 증가는 물론이고, 가임력을 증가시켜서 고령 임신을 준비할 수 있게 도와줍니다. 또, 조기 폐경으로 생리량이 줄어서 끊어지려고 하는 월경이 회복되는 효능을 발휘합니다.

대영전은 처방에 들어간 약재의 양이 많아서 약이 진하므로 따뜻하게 하여 커피처럼 천천히 드셔야 합니다. 이상으로 장개빈의 명방인 대영전에 대한 소개를 마칩니다.

초경은 제때에

●

초경·노산·폐경의 기준은?

초경 · 노산 · 폐경의 기준은 몇 살일까요? 자연계의 모든 현상
은 일정한 법칙으로 움직입니다. 하루 중에는 밤낮이 있고, 1년 중
에는 사계절이 있습니다. 사람이 태어나서 자라고, 장성하고, 노화
되는 과정도 일정한 법칙에 따라 움직입니다. 물론 개인차가 약간
씩은 있지만, 인류라는 큰 틀에서 보면 그 차이는 미미하다고 할
수 있습니다.

『동의보감』에서는 전체적인 사람의 변화와 더불어 남자와 여자
에 따른 변화의 법칙을 동시에 명시했습니다. 남녀의 나이에 따른
생식 기능의 변화를 숫자를 통해 명확히 했습니다. 여자는 7의 배
수에 따라 남자는 8의 배수에 따라 변화를 합니다. 왜, 7과 8의 배

수인지는, 하루가 24시간(12시진), 1년이 365일이 되는 이치와 같이 자연의 법칙이라고 생각하시면 이해가 편합니다.

『동의보감』「신형」편에 나온 여성의 나이에 따른 변화는 다음과 같습니다.

첫째, "여자는 칠세에 신기가 성하며 치아를 갈고(更) 두발이 길어지며….." 여자아이는 남자아이보다 조금 빠르게 7살이 되면 이가 빠지고 영구치가 나기 시작합니다. 이러한 변화를 일으키는 힘을 신기(腎氣)라고 하였습니다. 신기가 약하면 나이에 따른 변화가 느릴 수 있습니다. 때가 되었는데 이가 빠지지 않고 있다면, 신기의 보충이 필요한 상황입니다.

둘째, "십사세에 천계가 이르러 임맥이 통하고, 태충맥이 성하여 월경이 나오므로 잉태할 수 있고….." 2×7=14, 14세가 되면 뇌하수체와 자궁, 난소를 잇는 호르몬 분비 축이 완성되어 생리가 시작된다는 의미입니다. '천계(天癸)'는 '하늘에서 내려오는 시냇물'이라고 할 수 있는데 2차 성징 과정 중에 뇌에서 호르몬 분비가 왕성해지면서 여성의 생식 기능이 완성됨을 의미합니다.

셋째, "이십일세에 신기가 평형하므로 어금니가 나고….." 넷째, "이십팔세에 근골이 견고하고 모발이 다 길어지며 신체가 장성하고…." 28세까지 여성의 몸은 내외가 계속 성장합니다. 28세부터 35세까지가 여성이 가장 강성한, 또는 건강한 시기라고 할 수 있습니다.

다섯째, "삼십오세에 양명맥이 쇠하므로 안면이 마르며 두발이 빠지기 시작하고…." 35세를 정점으로 여성의 생식 기능이 쇠퇴하고 노화가 시작됩니다. 양명맥은 위와 연결되는 경락으로 위를 통해 자궁이 기혈을 공급받습니다.

'양명맥이 쇠한다'는 것은 자궁이 기혈을 공급받아 아기를 기르는 힘이 떨어진다는 의미이기도 합니다. 그래서 한의학에서는 고령 임신의 기준을 35세로 봅니다. 양방에서도 만 35세를 고령 임신의 기준으로 보고 있어서, 한·양방을 통틀어 35세는 임신에 있어서 중요한 변곡점으로 볼 수 있습니다.

여섯째, "사십이세에 삼양맥이 위에서 쇠하므로 안면이 다 마르고 털이 희어지기 시작하며…." 노화 현상이 계속되어 42세가 되면 흰머리가 나기 시작합니다. 만일, 이보다 일찍 흰머리가 난다면 혈이 허한 것으로 볼 수 있습니다.

일곱째, "사십구세에 임맥이 허하고 대충맥이 쇠하며 천계가 갈하고 월경이 불통하므로 형체가 무너지고 잉태를 못 하게 된다….” 7×7=49세가 되면 뇌하수체와 자궁, 난소의 호르몬 분비 축의 기능이 소실되면서 월경이 끊어지게 됩니다. 월경이 49세 전에 끊어진다면 조기 폐경으로 보고 적절한 치료를 해야 합니다. 나이에 맞는 변화보다 일찍 폐경이 된다면 이는 전체적인 건강이 약해졌다는 의미이기 때문입니다.

간혹, 체질에 따라 50세를 훌쩍 넘어서도 생리가 계속되는 분들이 있습니다. 건강상 크게 문제가 되지는 않지만, 생리 후에 혈이 부족해지는 증상이 나타난다면 이 또한 일종의 과다 출혈로 보고 생리를 조정하는 치료를 받는 것이 좋습니다.

여성의 몸이 7의 배수로 변하는 것은 여성 생애 주기에 따른 건강 관리에 있어서 중요한 기준이 됩니다. 여성의 나이에 따른 변화에 맞추어 본인의 건강 상태를 체크해보시기 바랍니다.

●
초경이 늦어지면

종종 “반 친구들은 다 생리를 시작했는데, 우리 아이는 아직 생리가 없네요”라고 하시며 엄마와 학생이 내원할 때가 있습니다. 또, “생리가 다른 아이보다 늦었는데 아직도 주기가 일정치가 않네요"라고 걱정하시면서 내원하기도 합니다. 그래서 이번에는 초경이 늦어지는 이유와 치료에 대해 말씀드리려고 합니다.

한의학에서는 남녀 생식 기능의 나이에 따른 변화를 진료의 기준으로 보았습니다. 앞서 설명해드렸다시피 여성의 경우에는 7세에 유치가 빠지고, 영구치가 나는 것을 시작으로 14세 생리가 시작되고, 21세에 사랑니가 나고. 28세에 가장 건강하고, 35세를 정점으로 양명맥이 쇠해지면서 42세를 거쳐 49세에는 생리가 끊어지면서 형체가 쇠해진다고 하였습니다.

즉, 7의 배수의 나이에 여성의 몸에서 가장 중요한 변화가 나타난다는 의미입니다. 생리가 시작되는 14세는 잉태를 하기 위해 배란과 이에 따른 생리 현상이 시작되는 시기입니다. 이때부터 생식 능력과 관련된 자궁과 난소가 성장을 마치고 본격적인 활동을 시작합니다.

『동의보감』에서 초경에 관련된 조문을 살펴보면 "초경이 늦으면 성질이 노둔하고, 14세부터 20세까지 월경이 없으면, 생명이 위태롭고…. 일생 동안 병이 끊이지 않고 하루도 편할 날이 없다"라고 하였습니다.

14세가 되었는데 생리가 없는 것은 변화해야 할 때에 변하지 못한 것이기 때문에 병으로 보았습니다. 정상적인 인체의 기능이 작동하지 않으므로 전체적인 건강까지 좋지 않다고 봅니다. 또, 생리가 늦어진다면 그 늦어지는 이유로 인해 생리가 자리 잡아가는 과정 역시 오래 걸릴 수도 있습니다.

한방에서는 초경이 늦어지는 이유를 첫째, 인체를 구성하는 물질인 '정혈'이 부족한 것과 둘째, '혈기'로 표현되는 아랫배의 운동성이 부족한 것으로 나누어 치료했습니다. 정혈(精血)이 부족하다는 의미는 쉽게 말해서 자궁과 난소의 혈류가 부족해지면서 변화를 일으킬 수 있는 재료가 없다는 뜻이라고 할 수 있습니다.

이런 경우에는 얼굴색이 창백하거나 약간 누리끼리하며 현기증, 두통, 심장 두근거림, 다리에 쥐가 나는 등의 정혈이 부족한 증상을 동반합니다.

혈기(血氣)가 부족하다는 것은 우리 몸이 변화하기 위한 아랫배의 운동성이 부족하다는 뜻입니다. 흔히 말하는 혈기가 왕성하다는 말의 반대입니다. 혈기가 부족해지면 변비, 식욕부진 등의 복부 증상과 비염, 코막힘, 현기증 등의 상부 증상이 나타납니다.

원인과 이에 따른 증상을 알게 되면 치료법은 따라오게 됩니다. 정혈이 부족하면, 보정 보혈하는 사물탕, 팔물탕 계열의 처방을 혈기가 부족하면 궁귀탕 계열의 처방을 가감하여 사용합니다.

또한 『동의보감』에서 "초경이 늦어지면 성질이 노둔하다"라는 뜻은 생리와 뇌 성장과의 연관성을 표현한 것이라고 볼 수 있습니다. 생리가 있어야 할 때 생리가 시작되는 않는다는 의미는 그만큼 뇌의 발달이 더뎌지고 있다는 의미이기도 합니다. 따라서 생리를 시작하게 하는 치료는 뇌 발달을 촉진하는 치료이기도 합니다. 만일, 따님의 초경이 늦어지고 있다면, 건강과 뇌 발달을 위해 신속히 치료해주시길 바랍니다.

3

때가 아닌 출혈

부정출혈

배란기 · 성관계 출혈

부정출혈

●

부정출혈의 증상

생리할 때도 아닌데 갑자기 하혈하거나 생리 기간이 평소보다 너무 길어지고 양이 많아져서 걱정하시며 내원하는 분들이 계십니다. 한두 달 그러다가 다시 정상적인 생리 주기로 돌아오면 괜찮지만, 석 달 이상 비정상적으로 출혈이 있다면 정상적인 월경에서 벗어났다고 하여 부정출혈이라고 합니다.

부정출혈은 자궁에서 비정상적인 출혈이 일어나는 병증으로 자궁 출혈의 빈도나 양이 정상적인 범위를 벗어나게 됩니다. 월경의 빈도로 보면 월경 주기 사이에 출혈이 있거나, 월경하는 기간이 7일 이상 계속되거나 월경 주기가 21일보다 빨라지는 경우가 부정출혈에 속합니다.

또 월경량으로 보면 80ml 이상(보통 월경량은 평균 33ml이고 보통 한 번에 10~55ml 정도)일 때도 부정출혈이라 지칭합니다. 이렇게 비정상적인 부정출혈로 인해 혈액의 손실이 생기면 어지럼증, 피로감, 두통, 전근, 호흡곤란, 울렁거림 등 빈혈과 관련된 2차적 증상이 생길 수 있습니다.

한의학에서는 자궁에서 출혈이 생기면, 피가 새어 몸에서 진액이 말라가는 것이므로 신속하게 치료해야 하는 상황으로 보았습니다. 부정출혈의 원인은 기질적인 원인과 기능적인 원인으로 나눌 수 있습니다.

기질적인 원인은 자궁선근증, 자궁근종, 자궁내막증, 자궁내막증식증, 다낭성난소증후군 등의 자궁과 난소 질환을 들 수 있습니다. 자궁내막의 혈관이 작은 자극에도 출혈이 되기 쉬운 상태가 되어 부정출혈이 발생할 수 있습니다. 따라서 부정출혈이 있다면 먼저, 자궁과 난소의 질환이 있는가를 살펴보고 이에 맞추어 한방 치료를 시작하는 것이 좋습니다.

기능적인 원인의 경우는 특별한 기질적 이상 없이 생식 호르몬의 내분비 이상으로 발생하게 됩니다. 한의학에서는 원인 질환이 없는 기능성 자궁 출혈에 대해서는 체질과 증상을 고려하여 호르몬 분비의 균형을 찾는 치료를 합니다.

어떠한 원인으로 인해 자궁내막의 혈관이 출혈을 일으키기 쉬운 상태로 되었는가를 변증을 통해 다음 다섯 가지로 분류하여 치료합니다.

● 부정출혈의 다섯 가지 원인별 맞춤 한방 치료

첫 번째로 비위(脾胃)가 허약하여 생기는 경우입니다. 비위가 허약하여 기운이 부족하면 혈이 밑으로 처져서 잘 오르지 못하게 됩니다. 생리가 끝난 후에도 출혈이 멈추지 않고, 조금씩 계속되는 양상을 보입니다.

주로 소화기 증상을 동반하며, 피로를 쉽게 느끼고, 식욕이 줄어들고, 어지러움을 호소합니다. 비위를 보하고 혈을 끌어 올리는 익위승양탕, 보중익기탕 등의 처방을 사용하고, 배를 따뜻하게 하는 약침 치료를 병행합니다.

두 번째로 스트레스로 인하여 출혈이 생기는 경우입니다. 극심한 스트레스로 인해 갑자기 출혈이 생기는 경우로 출혈량이 많은 경향을 보이며 갑작스러운 다량 출혈로 인해 어지럼증, 구역감 등의 빈혈 증상이 나타나게 됩니다. 이때는 심화를 꺼주고, 기의 울체를 풀어주며, 혈을 보하는 소요산, 가미귀비탕, 온경탕 등의 처방을 사용하고, 기의 울체를 풀어주는 약침 치료를 병행합니다.

세 번째로는 음허화동(陰虛火動)하여 생기는 경우입니다. 평소에 신장이 약한 체질의 경우에 발생하는데 신수(腎水)가 부족하여 생긴 허열로 인해 자궁 쪽의 혈관이 충혈된 상태로 있다가 육체적, 정신적 과로로 인해 유발됩니다. 계절적으로 여름에 다발하는 특징이 있고, 출혈량이 많고, 지속되는 경향이 있습니다. 신수를 보하고 화를 가라앉혀주는 신기탕, 육미지황탕 등의 처방과 신장의 기능을 올려주는 약침 치료를 병행합니다.

네 번째는 습열(濕熱)로 인하여 발생하는 경우입니다. 기름진 음식, 음주 등 체내에서 열을 많이 발생시키는 음식을 좋아해서 하복부에 열이 많이 쌓이면 자궁의 혈관이 확장되어 어느 순간 부정출혈이 발생합니다. 이런 경우 장 출혈이나 치질로 인한 혈변을 동반하기도 합니다. 무엇보다 식단 조절을 통해 담백한 음식을 섭취하고, 운동을 병행하는 것이 좋습니다. 청열사습탕, 도씨평위산 등 습열을 조정하는 처방과 약침 치료를 병행합니다.

마지막으로 체질이 혈과(血科)인 경우입니다. 혈(血)에 관련된 문제가 잘 생기는 체질로 혈과는 혈이 새는 것이 주된 병의 요인입니다. 즉, 혈관이 약하여 쉽게 출혈이 일어나는 체질로 자궁을 비롯한 생식기의 혈관도 약한 편입니다. 혈과의 부정출혈에는 사물탕 계통의 처방을 사용하여 혈액 순환을 개선하고, 혈관을 튼튼하게 하는 치료법을 사용합니다.

『동의보감』에서는 부정출혈을 혈이 손실되는 급증(急症)으로 보고 시급하게 치료해야 한다고 하였습니다. 석 달이 넘도록 비정상적인 출혈로 고생하시고 있다면 신속하게 치료받을 필요가 있습니다.

배란기 · 성관계 출혈

●

배란기 출혈

진료를 하다 보면 배란기 출혈로 문의하시는 분들이 자주 내원합니다. 임상 초기에는 배란기 출혈은 양이 적고, 1~2일 정도만 지속되어 치료가 따로 필요하지 않다는 교과서적인 말을 기준으로 진료를 했습니다.

그런데 임상을 하면서 배란기 출혈이 의미하는 바가 크고, 생각보다 몸에 많은 부담을 주는 증상이라는 점을 알게 되었습니다. 비정상적인 배란기 출혈은 자궁 내의 병증을 알려주는 진단의 근거가 됩니다. 출혈량이 많거나 출혈이 3~5일 이상 지속되면 혈액 손실로 인한 어지럼증, 두통, 가슴의 두근거림, 피로감, 식욕부진 등의 증상도 생길 수도 있습니다.

적합한 한방 치료를 통해서 배란기 출혈 자체가 사라지는 경우가 대부분이기 때문에 배란기 출혈을 치료의 대상으로 인식하고 적극적인 치료를 받으면 좋은 결과를 얻을 수 있습니다.

배란기 출혈은 배란 과정에서 나타나는 호르몬의 변화에 대한 자궁내막 혈관의 반응이라고 할 수 있습니다. 따라서 현재의 자궁내막의 상태에 따라 출혈의 양상이 달라집니다. 비정상적인 배란기 출혈의 원인은 크게 기질적 출혈과 기능적 출혈 두 가지로 나눌 수 있습니다.

첫 번째, 기질적 출혈은 평소에 자궁근종이나 자궁선근증, 자궁내막증식증 등의 자궁 질환에 의해 자궁내막의 혈관 상태가 출혈이 되기 쉬운 상태이기 때문에 배란기의 호르몬 변화에 쉽게 반응하여 출혈이 발생합니다. 질환의 정도와 양상에 따라 출혈의 양과 지속 기간도 달라집니다.

그래서 비정상적인 배란기 출혈이 있다면 우선적으로 기저 질환이 있는지 반드시 확인하고 그에 맞는 한방 치료를 진행하는 것이 좋습니다.

두 번째, 기능적 출혈은 특별한 기저 질환은 없으나 체질과 몸의 피로, 정신적인 스트레스 등에 의해 출혈량이 많아지거나 출혈이 오래 지속되는 경우입니다. 이 경우에는 체질과 증상에 맞는 한방 치료로 빠른 효과를 볼 수 있습니다.

기능적 출혈이 원인이 되는 배란기 출혈은 이론상으로는 모든 체질에서 생길 수는 있습니다. 그런데 임상을 하다 보니 유난히 배란기 출혈의 발생 빈도가 높은 체질이 있다는 점을 확인할 수 있었습니다.

혈관이 약해서 혈이 새기 쉬운 체질, 비위(중기)가 약해서 기운이 처져 있고 혈을 위로 끌어 올리지 못하는 체질, 자궁과 유방을 유주하는 경락인 충임맥(衝任脈)이 허한 체질, 기혈이 약해서 골반이 모아주는 힘이 약한 체질 등이 배란기 출혈이 비정상적으로 많아지기 쉬운 체질입니다.

해당 체질인 분들이 육체적, 정신적 피로가 심해지면 그달의 배란기에 바로 출혈량이 늘어나는 것을 확인할 수 있었습니다. 또, 체질에 맞는 치료를 하면 배란기 출혈이 사라지는 것으로 보아 배란기 출혈은 몸의 상태를 반영한다는 생각이 들었습니다.

한의학에서는 자궁의 출혈을 혈이 새면서 사람이 말라가는 것으로 보아 시급히 해결해야 할 증상으로 봅니다. 배란기 출혈의 양이 소량이라면 크게 걱정할 필요는 없지만, 생리대가 몇 개씩 필요한 상황이라면 반드시 정확한 치료를 받기를 권해드립니다.

●
성관계 출혈

신혼인데 부부 관계 후 출혈 때문에 고민인 분들이 계십니다. 임신을 준비하는 중에 이런 문제가 생기니 자연스럽게 부부 관계를 피하게 되면서 임신이 지연되게 마련입니다. 그런데 출산을 경험했거나 건강 상황에 따라 출혈이 없던 여성에게도 부부 관계 후의 출혈이 생길 수 있습니다.

성관계 후에 출혈은 가임기 여성의 5~10%에서 나타날 정도로 비교적 흔한 증상이라고 할 수 있습니다. 출혈의 원인은 감염과 관련된 경우, 질 건조증으로 분비물이 감소하여 건조 마찰이 생기는 경우, 출산 시의 상처, 폴립과 종양으로 인한 경우 등으로 볼 수 있습니다. 예상치 못한 질 출혈은 여성들에게 큰 걱정거리지만, 다행히 심각한 병리 기전과 연결되어 있는 경우는 드물다고 합니다. 문제는 반복해서 출혈이 나타난다는 점입니다.

『동의보감』에는 성교 후 출혈을 교접 출혈이라고 하여 "간의 화가 비장을 동하여 혈을 관리하지 못하는 데 기인한다"라고 수록돼 있습니다. 이 구절을 해석하려면 오장의 생리와 병리를 다 설명해야 하는 복잡한 과정이 되니 이어지는 구절에 언급된 처방을 중심으로 출혈이 생기는 원인과 치료 포인트를 어떻게 잡았는지만 설명하겠습니다.

이어지는 구절에서 "치료는 보중익기탕과 귀비탕을 사용한다"라고 되어 있습니다. 먼저 보중익기탕은 비위의 기운이 허하여 혈이 오르지 못하고 아래에 정체되어 있을 때 사용합니다. 우리 몸을 위로 끌어 올리는 기운이 약해져서 질과 자궁에 혈이 울혈되어 있다가 외부 자극에 의해 출혈이 발생한다고 보는 것입니다.

두 번째는 귀비탕인데 제 임상 경험상 성관계 출혈에는 귀비탕을 쓸 환자군이 더 많았습니다. 귀비탕은 '사려과다(思慮過多)'에 쓰이는데 사려과다란 생각이 많아서 올라가지도 못하고, 내려가지도 못하고, 서지도 못하고 앉지도 못하며 나아가지도 못하고 물러가지도 못하는 상태를 말합니다. 즉, 머리로 생각을 너무 많이 해서 이러지도 저러지도 못하는 상태인 것입니다.

'사려과다'인 사람들은 일상에서 복잡한 생각에 집착하고 있는 경우가 대부분입니다. 생각이 생각대로 되지 않는 게 사람 일입니다. 낮에 있었던 직장일, 밀린 집안일, 수험 공부 등 머리를 복잡하게 하는 일들은 언제나 많습니다. 심지어 성관계 후 출혈이 있다면 그 증상에 대한 걱정이 머릿속을 채우겠지요.

이렇게 되면 성관계를 할 때에 머릿속에 계속 생각이 맴돌면서 몸이 경직됩니다. 정상적인 성 반응이 나타나 질에 충분히 혈류량이 늘어나서 근육이 이완되고 분비물이 나와야 하는데, 그렇지 못하다는 의미입니다. 이때 귀비탕은 긴장을 이완시키며 사려과다 증상을 완화시키는 역할을 합니다.

부부 관계 시의 출혈을 해결하기 위해서 평소에 운동이나 명상, 또는 본인에게 맞는 방법으로 스트레스를 관리하는 것이 좋습니다. 서로 충분히 대화하고, 안정적인 분위기에서 성관계를 진행하는 것도 필요합니다. 이러한 노력에도 불구하고 출혈 증상이 개선되지 않는다면, 체질과 증상에 맞는 한방 치료를 통해 출혈을 해결할 수 있습니다.

●
출혈 후 얼굴이 누렇게 됐다면

진료를 하다 보면 부정출혈 때문에 내원하는 분들을 다양하게 뵙습니다. 출혈의 양상은 저마다 다르지만, 공통점이 있습니다. 정도에 따라 차이는 있지만, 혈색이 누렇다는 점입니다. 다행히 치료 후에 출혈이 멈추면 누런 얼굴색이 점점 사라지면서 서서히 발그레한 색깔로 돌아옵니다.

이렇게 혈색이 누렇게 되었다가 정상으로 돌아오는 원인은 혈액 검사상에서도 잘 나타나지 않습니다. 이럴 때는 한의학의 직관적인 해석이 도움이 된다고 봅니다. 출혈이 계속되면 왜 얼굴이 누렇게 될까요?

『동의보감』 혈문에 보면 '탈혈(脫血)' 즉, 혈이 탈출하면, "안색이 희고 말라서 윤택하지 않고, 맥이 공허하다"라고 되어 있습니다. '출혈이 많아지면, 얼굴색이 하얗게 되고 마른다고 되어 있는데 얼굴색이 왜 누렇게 되는가?'라는 생각을 할 수 있습니다. 사실저도 이 구절을 해석하기가 참 어려웠습니다.

그런데, 자연에서 답을 찾을 수 있었습니다. 가을이 되면 나뭇잎이 말라가면서 낙엽이 되어 떨어집니다. 낙엽이 하루아침에 말라서 떨어지지는 않습니다. 줄기를 통해 나뭇잎으로 가는 수분이 서서히 줄어들면서, 나뭇잎은 노랗게 혹은 빨갛게 물들어갑니다.

마찬가지로 부정출혈이 계속되면 상부로 올라가는 혈액량이 줄어들면서 우리 얼굴은 점점 누런색을 띠게 됩니다. 이를 한의학에서는 '위황(萎黃)', 글자 그대로 '시들어 마르면서 누렇게 된다'고

합니다. 즉, 탈혈이 점점 진행되는 과정에서 누런색이 나타나는 것입니다.

다행히 이런 색은 치료 과정에서 가장 먼저 사라지기 시작합니다. 출혈량이 감소하면 점점 정상적인 혈색을 찾아갑니다. 꼭 보혈하는 치료가 아니어도 지혈만 되면 여성의 몸 자체에서 지니고 있는 혈을 생성하는 작용을 통해 혈액량이 회복되는 것을 알 수 있습니다.

이렇듯 안색의 변화는 치료의 중요한 지표가 됩니다. 부정출혈로 얼굴색이 누렇게 된다고 해서 다른 질환을 지나치게 걱정하기보다는 우선적으로 출혈을 멈추는 치료를 받으시길 바랍니다.

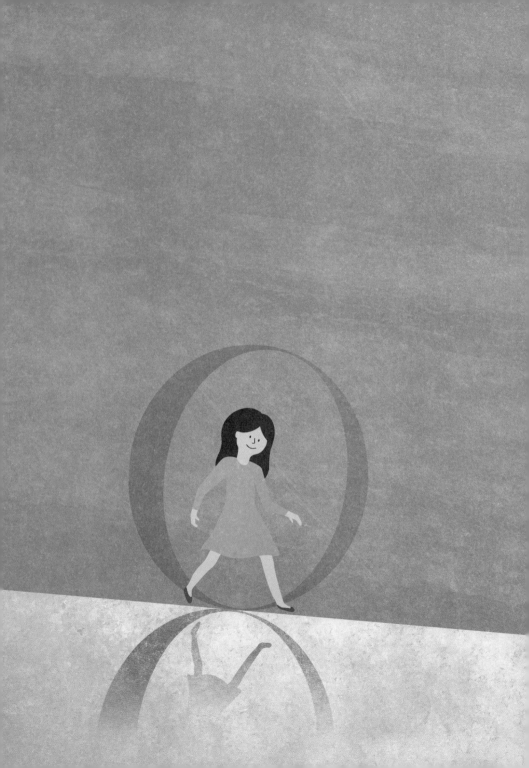

3편

여성 특유 질환

갱년기 증후군

갱년기 증후군의 증상

이번 장에서는 모든 여성분들이 겪는 갱년기 증후군을 한방에서는 어떻게 해석하고 치료하는지에 대해 말씀드리겠습니다. 사실 갱년기라는 말 자체는 하나의 병명이 아닙니다.

모든 여성이 사춘기를 겪으면서 초경이 시작되듯이 갱년기는 폐경이라는 몸의 변화를 겪으면서 그 시점을 전후로 해서 특징적인 생리적 변화가 나타나는 시기입니다.

갱년기는 통상적으로 난소의 난자 생성과 월경이 중단되는 현상인 폐경이 서서히 진행되기 시작하는 40대 중후반 이후 4~7년간의 기간을 말합니다. 대개 45세에서 55세 사이에 해당되며, 폐경에 따른 여성호르몬 결핍에 의한 증상이 나타나게 됩니다.

사람에 따라서 갱년기에 생리적 변화의 증상이 심하게 나타나는 분도 있고, 특별한 불편함을 못 느끼고 가볍게 지나치는 분들도 있습니다.

우리나라 여성의 50% 정도는 급성 여성호르몬 결핍 증상(안면홍조, 발한 등)을 경험하는 것으로 알려져 있습니다. 안면홍조와 함께 피로감, 불안감, 우울, 기억력 장애 등이 동반되기도 하고, 밤에 증상이 나타나는 경우에는 수면 장애를 겪기도 합니다.

갱년기 증후군의 구체적인 증상은 다음과 같습니다.

① 안면홍조 및 발한(갱년기의 대표적인 증상으로 얼굴이 화끈하게 달아오르는 상열감, 경우에 따라서는 안면홍조와 더불어 비 오듯 땀을 흘리는 발한을 동반)
② 안면홍조 발생 시에 가슴 두근거림 증상 동반
③ 수면 장애
④ 정신적 불안정(우울증, 집중 장애 및 단기 기억 장애, 정서불안과 신경과민, 기력 감소, 성욕 감퇴)
⑤ 비뇨생식기계의 위축에 따른 증상(질 건조감, 성교통, 반복적인 질 감염, 요로계 감염으로 인한 질염, 방광염, 배뇨통, 급뇨)

⑥ 피부 · 관절계 변화(피부 건조와 위축, 근육통, 관절통)
⑦ 골다공증의 진행으로 인한 골절의 증가

이상과 같은 증상이 나타나게 됩니다.

그렇다면 한의학에서는 갱년기 증후군을 어떻게 해석할까요? 한의학에서는 여성의 생리적 변화의 주기를 7년으로 보고 있습니다. 2×7=14세 초경이 시작되고 5×7=35세에는 얼굴에 살이 빠지는 등 노화 증상이 조금씩 시작되어 7×7=49세에 폐경이라는 큰 변화를 맞이하게 됩니다.

개인에 따라 전후 5년 정도는 차이가 있지만, 49세는 여성에게 있어서 큰 변곡점이 되는 나이라 할 수 있습니다. 49세 전후로 나타나게 되는 갱년기 증후군은 크게 보면 발열 증상과 그에 따라서 진액이 부족하게 되는 건조 증상으로 볼 수 있습니다.

이는 『동의보감』에 노인문에 나온 "노화는 혈의 쇠약이다"라는 말과 일치합니다. 즉, 갱년기 증후군은 49세 이후에 혈이 부족해지면서 나타나는 급격한 노화 증상이라 할 수 있습니다.

그래서 갱년기 증후군의 기본 치료는 보혈(補血)과 혈이 허해지면서 나타나는 허열(虛熱)을 맑게 하는 치료법을 근본으로 합니다.

혈을 보충함으로써 혈이 허해서 나타나는 각종 건조 증상과 심장 증상, 그리고 근육과 관절의 증상이 개선될 수 있습니다.

아울러, 허열을 맑게 하면 열이 수시로 오르락내리락하는 조열 증상과 수면 장애, 정서 장애 등이 함께 치료됩니다. 이러한 치료를 통해서 폐경 이후에 나타나는 급격한 노화의 속도를 완만하게 조절한다고 생각하면 이해가 쉬울 것입니다.

한방 치료는 호르몬 치료와 달리 후유증이 없고, 갱년기 증후군의 치료뿐만 아니라 그 후 40년 이상의 건강을 위한 치료입니다. 자신 있게 여성의 건강을 위한 참된 치료라고 말할 수 있습니다.

추웠다가 더웠다가

여름에 무성했던 나뭇잎이 시들어서 낙엽이 되는 모습은 어김없이 반복되는 자연의 법칙에 대해 다시 한번 생각하게 합니다. 이러한 자연의 변화는 우리 몸에도 어김없이 적용됩니다. 봄을 사춘기에 비유한다면, 갱년기는 우리 몸에 나타나는 가을이라고 할 수 있습니다.

갱년기의 증상은 안면홍조, 발한, 가슴 두근거림, 수면 장애, 피부의 건조함, 정신적 불안감 등이 있습니다. 그중에서 대표적인 증상인 안면홍조 즉, 얼굴이 붉어지는 현상을 한의학에서는 추었다가 더웠다가를 반복한다고 하여 '한열왕래(寒熱往來)'라고 합니다.

열이 확 오르는 상열감이 있고, 심한 경우에는 땀을 비 오듯이 흘리는 발한 증상을 동반하기도 합니다. 그 후에는 열이 식으면서 추워지는데 땀이 난 상태라면 추워지는 속도가 보다 빠르게 됩니다. 한열왕래의 원인과 치료법에 대해 말씀드리겠습니다.

한열왕래 현상은 혈이 마르면서 나타나는 일종의 노화 현상이라고 할 수 있습니다. 가을이 되면 나뭇잎이 말라가듯이, 우리의 몸에도 어느 순간 노화의 프로그램이 작동되면서 말라가게 됩니다. 임상을 하다 보면 평소에 건강하여 과로하기 쉬운 체질에서 한열왕래의 증상이 더 강하게 나타나는 경향이 있는 것을 보곤 합니다.

이는 혈이 마르는 노화 과정은 시작되었으나 생활 습관은 그대로여서 그만큼 몸에 무리가 가기 때문입니다. 그래서 한열왕래가 시작되면 몸의 피로도를 높이지 않는 생활을 할 것을 권해드리고 싶습니다.

추웠다가 더웠다가 하는 증상이 심하다는 것은 그만큼 혈이 마르는 속도, 즉 노화의 속도가 빨라진다는 의미입니다. 노화의 속도가 정상적인 속도보다 빨라지는 것은 질병의 형태로 나타날 수 있습니다.

따라서 갱년기 증후군 치료는 한열왕래의 증상을 최대한 완화하여 노화의 속도가 완만한 곡선을 그리도록 하는 데 중점을 두어야 합니다. 이를 위해서 혈의 소모를 보충할 수 있는 보혈하는 처방을 사용합니다. 여기에 발열의 정도에 따라 청열하는 약재를 가미하는 것이 좋습니다.

아울러 갱년기 증상에 사용하는, 에스트로겐 보충을 위주로 하는 호르몬 요법의 주의할 점에 대해서도 말씀드리겠습니다. 한때는 만병통치처럼 여겼던 갱년기 여성에 대한 호르몬 치료법은 2002년과 2004년, WHI 임상 연구에서 중대한 부작용이 알려지며 최근에는 필요한 환자에게 한정된 기간 동안만 사용해야 한다는 인식이 자리 잡고 있습니다.

호르몬 치료법은 에스트로겐 단독 요법과, 프로게스틴 병합 요법 두 가지가 있습니다. 에스트로겐 단독 요법의 경우, 관상동맥 질환과 대장암의 발병 위험이 줄어드는 대신, 뇌졸중, 치매, 정맥 혈전증, 자궁내막증식증, 자궁내막암, 유방암의 발병 위험이 올라갑니다.

프로게스틴 병합 요법의 경우, 자궁내막암의 발병 위험은 낮춰주지만, 나머지 위험도를 낮춰주지는 못합니다. 그러므로 에스트로겐, 프로게스테론을 이용한 호르몬 요법은 정기적인 자궁내막과 유방에 대한 검사를 통해 이상 여부를 체크하면서 진행해야 합니다.

한열왕래 증상은 폐경기 전후의 인체의 변화 과정에서 오는 일종의 급격한 노화 현상으로 볼 수 있습니다. 생활에 불편을 주고, 몸이 쇠약해짐을 알리는 신호이므로 명백한 치료의 대상입니다. 한방 치료는 호르몬 요법 부작용에 대한 걱정 없이 갱년기 증상을 치료하고 완화하는 큰 장점이 있습니다.

100세 시대에 갱년기는 중간 전환점입니다. 한방 치료를 통해 갱년기를 편안하게 넘어가길 바랍니다.

●

갱년기에 좋은 음식, 우유

갱년기 증후군은 '혈의 쇠약' 즉, 노화로 인해 혈이 마르면서 나타나는 현상으로 볼 수 있다고 앞서 말씀드렸습니다. 이러한 현상을 한방에서는 '허로(虛勞)'라고 하고, 큰 병이나 수술 그리고 노인에게 생기기 쉬운 병증으로 보았습니다. "이제 50인데 무슨 노인이야!" 하는 생각이 드실 수도 있지만 50세를 기준으로 간부터 오장이 쇠해지기 시작하는 것도 변하지 않는 사실입니다.

이렇게 '혈의 쇠약'으로 인한 노화가 진행되면 우리 몸에서는 어떤 일들이 벌어질까요? 『동의보감』에서는 혈은 진액이 되기도 하고, 진액은 혈이 되기도 하는 상호 교환의 관계라고 했습니다. 그래서 '혈이 쇠약해진다'는 것은 혈과 진액이 마른다는 뜻이라고 할 수 있습니다. 혈과 진액은 우리 몸에서 크게 윤활 기능과 영양분 공급 기능을 합니다.

그래서 혈과 진액이 마르면 겉으로는 풍선에 바람 빠지듯이 쭈글쭈글해지면서 주름이 생기고, 눈이 뻑뻑하고 충혈되기 쉬우며 입이 마르고, 뼛속의 골수 부족으로 인해 뼈마디가 쑤시고 아프며, 머릿속에서는 뇌수의 부족으로 어지럼증과 뇌의 퇴행성 질환이 생길 수가 있습니다.

이렇게 갱년기에 노화로 인해 진액이 마른다면 이를 예방하기 위해서는 어떤 음식이 좋을까요? 앞서 갱년기는 사실 노화가 시작되어 노인병의 증상이 생기는 시기라고 말씀드렸습니다. 그래서

『동의보감』 노인문을 찾아보면 "항상 허약한 노인이면 온보(溫補)를 주로 하고…(중략)…혹은 우유와 인유를 상복하는 것이 좋다"라는 구절이 있습니다.

우유는 우리가 모두 아는 우유이고, 인유는 바로 엄마의 모유입니다. 현실적으로 우유를 먹는 것이 노화 방지를 위한 가장 좋은 방법이라고 볼 수 있습니다.

그렇다면 갱년기 증후군을 예방하기 위한 가장 좋은 음식인 우유를 어떻게 먹어야 할까요? 이번에는 『동의보감』「본초」편으로 가보겠습니다. "우유는 약간 차고, 맛은 달고, 무독하니 허하여 야윈 것을 보하고, 번갈을 그치고 피부를 윤기 있게 하고 심폐를 기르고 열독을 푼다…. 반드시 끓인 후 식혀서 마셔야 하는데 생식하면 이질이 생기고 열식하면 옹체하며, 갑자기 한 번에 마시지 말고, 천천히 마셔야 한다."

우유의 효능과 마시는 법에 대해 상당히 상세히 나와 있습니다. 우유는 진액을 보충하는 효능이 있으며 생것으로 먹지 말고, 끓였다가 식혀서 천천히 먹으라고 되어 있습니다. 저는 환자분께 우유를 숟가락으로 떠서 드시라고 말씀드립니다.

간혹, 멸균 우유도 괜찮지 않으냐고 문의하시기도 하는데, 그냥

여성 한방 백서

신선한 우유를 끓여서 멸균 우유 농도보다 조금만 더 진하게 드시는 게 낫습니다. 또, 끓였다가 식히라고 했다고 너무 차게 드시지는 말고 어느 정도 온기가 있을 때 드시는 것이 좋습니다. 갱년기 건강을 위해 우유를 조금씩이라도 매일 드시길 바랍니다.

여성 다발 질환

●

만성방광염

"피곤해지면 소변을 너무 자주 보고 싶어요."

방광염은 방광과 요도를 포함하는 하부 요로 점막에 대장균 등이 감염되어 발생하며 소변을 자주 보고 싶은 빈뇨와 더불어 배뇨통, 잔뇨감, 혈뇨, 요절박 등의 증상이 생깁니다.

여성은 남성에 비해 요도가 짧고, 해부학적 구조상 장내 세균이 요도구에 모이기 쉬운 구조로 세균의 침입이 용이하기 때문에 방광염은 여성에게서 더욱 발생 빈도가 높습니다.

그런데 이런 방광염의 염증성 증상이 없는데도, 피곤하면 아랫배가 뻐근해지면서 소변을 자주 보고 싶고, 막상 소변을 보고 나면 시원하지 않은 증상을 보이는 분들이 있습니다. 특히, 40대 후반 이후의 여성분들에게 많이 발생하는데 세균이 검출되지 않는 상태인 경우가 많습니다.

이런 경우에 만성방광염으로 진단을 받고 항생제를 처방받아 계속 복용해도 잘 낫지 않고 자주 재발합니다. 방광염이 처음에 생겼을 때는 항생제가 효과적이지만, 자주 재발하는 만성방광염에도 맞는 치료 방법일까요?

항생제는 하복부를 차게 하여 방광의 혈류량을 감소시킵니다. 혈류량이 감소하면 방광의 기능이 떨어지고 이는 면역력 저하로 이어져 반복적인 방광염의 재발 원인이 됩니다.

그렇다면 어떻게 치료하는 것이 효과적일까요? 한방에서는 염증성 증상이 없는데도, 피곤하면 아랫배가 뻐근해지면서 소변을 자주 보고 싶고, 막상 소변을 보고 나도 시원하지 않은 만성방광염을 다음과 같이 세 가지로 보고 치료합니다.

① 몸의 전체적인 양기 부족
② 방광 자체의 기화 기능 감소
③ 신장과 방광 기능이 체질적으로 약한 경우

첫 번째로 몸의 전체적인 양기(陽氣)가 부족해지면 만성방광염이 생깁니다. 누구나 나이가 들면 노화가 시작됩니다. 여성의 경우 7 ×7=49세가 지나 변곡점을 넘으면서 노화의 속도가 빨라지게 됩니다. 노화와 함께 양기가 떨어지는 것입니다.

한의학에서 양기란 몸을 일으켜 세우는 힘을 지칭합니다. 우리가 직립해서 살 수 있게 세우는 기운이라고 보면 이해가 쉽습니다. 이런 양기가 떨어지게 되면 우리 인체 내의 오장육부도 조금씩 제자리에서 하향합니다. 이로 인해 몸통의 하단에 위치한 방광이 압박을 받아 눌리는 현상이 생깁니다.

이렇게 압박을 받으면 방광 내의 압력이 증가하고, 이로 인해 요의(尿意), 즉 소변을 보고 싶은 생각이 늘게 됩니다. 이렇게 양기 부족으로 인해 소변을 자주 보고 싶은 증상이 생기는 분들은 평소에 비위의 기능이 떨어져 있어서 소화 기능이 약해져 있는 경우도 많습니다.

양기 부족으로 인한 소변 증상을 치료 하기 위해서 보중익기탕, 익위승양탕 등 몸의 전체적 양기를 끌어올리는 처방을 하고 단전을 중심으로 약침을 시술합니다.

두 번째로 방광 자체의 기화 기능 감소로 인한 만성방광염 증상의 치료입니다. 방광에 저장된 수액은 방광의 기화(氣化) 기능에 의해 증발하여 몸의 수분이 필요한 곳으로 도달하게 됩니다. 이렇게 기화를 통해서 증발하고 남은 나머지가 소변으로 배출됩니다.

그런데 기화 기능이 약해지면 방광에 수액이 비정상적으로 많이 모여 방광의 압력이 상승해서 괄약근을 압박합니다. 아랫배가 뻐근해지면서 소변의 횟수가 많아지는 만성방광염의 증상이 나타나는 것입니다. 내 몸에 필요한 수분이 제자리에 못 도달하고 배출되니 진액이 부족한 증상도 함께 생깁니다. 방광의 기화 기능 감소는 삼기탕, 축천원, 계장산 등의 처방과 약침 시술로 치료할 수 있습니다.

세 번째로 신장과 방광 기능이 체질적으로 약해서 방광염에 자주 걸리는 경우가 있습니다. 오행 체질 중 수(水)형 체질은 50대가 넘어가면 신장과 방광의 기능이 약해집니다. 이로 인해 만성방광염이 반복적으로 재발되는 경우가 많습니다.

한의학에서 사람은 오장 중에 자신의 체질적인 강점을 많이 사용하게 되어 그 부분이 먼저 약화된다고 하였습니다. 수형 체질의 특징은 뼈가 굵거나 하관이 두텁거나, 엉덩이가 큰 외형적 특징과 더불어 얼굴이 검은빛이 나는 생김새의 특징이 있습니다. 이런 수형 체질은 신장과 방광의 약화로 인해 만성방광염이 자주 생깁니다. 이때는 신장을 강화하는 노인신기탕, 육미지황탕, 가감팔미환 등의 처방과 신·방광을 치료하는 약침 시술을 병행합니다.

만성방광염은 전반적으로 과로나 노화로 인해 몸이 약해지는 과정 중에 나타나는 현상입니다. 한방 치료를 통해 충분히 치료되고 관리될 수 있습니다. 소변 문제로 고생하고 있다면, 고민하지 마시고 한방으로 치료하길 바랍니다.

●
요실금

어느 날부터 소변을 참지 못하고, 속옷에 실수하게 됩니다. 시간이 지나면 나을 줄 알았는데 점점 심해져서 고민이 커집니다. 바로 요실금에 대한 이야기입니다. 요실금은 남성보다 여성에게 자주 생기며, 여성의 40%가 경험할 정도로 자주 볼 수 있는 질환입니다. 모든 연령에서 발생할 수 있으나 주로 50대 이상의 여성에서 많이 나타납니다.

요실금은 절박성 요실금, 복압성 요실금, 혼합성 요실금 세 가지 종류가 있습니다. 절박성 요실금은 소변을 자주 보게 되고 급박감을 느끼는 과민성 방광의 증상이 함께 있으며 갑자기 요의가 생겨서 소변을 참지 못합니다.

복압성 요실금은 분만 또는 노화로 인해 요도 괄약근이 약해져서 급작스러운 복압의 증가 시에 요도 괄약근이 압력을 이기지 못하고 소변이 새는 증상입니다.

혼합성 요실금은 위의 두 가지가 함께 있는 요실금인데 임상적으로 보면 고령으로 갈수록 혼합성 요실금의 증상이 더 많습니다.

소변은 오장육부의 양기의 운행의 결과로 나타나는 현상입니다. 즉, 수분이 양기의 순환을 따라 인체 내부를 돌다가 노폐물을 가지고 밖으로 배출되는 순환이 잘 안 되면 소변에 문제가 생깁니다.

양기가 방광에서 작용하는 힘을 방광의 기화 기능이라고 합니다. 방광에 저장된 수액은 방광의 기화 기능에 의해 증발되어 몸의 수분이 필요한 곳으로 도달하게 됩니다. 기화 기능이 약해지면 방광에 수액이 비정상적으로 많아지면서 방광의 압력이 상승하여 괄약근을 압박하게 되어 요실금의 원인이 될 수 있습니다.

방광의 기화 기능 약화로 요실금이 발생하면 우리 몸에서는 어떤 문제가 생길까요? 수분이 우리 몸에 필요한 곳에 공급되지 못하고 소변으로 샌다면, 수분이 부족해진 곳은 말라가게 됩니다. 즉, 진액이 말라가는 현상이 몸의 곳곳에 생기게 됩니다.

머리에 진액이 가지 못하면, 뇌수가 부족해서 어지럼증, 두통이 발생하고 눈에 가지 못하면 눈이 침침하고, 건조해집니다. 입에 진액이 오르지 못하면 침이 잘 나오지 않고 입안이 건조해집니다. 근육에 진액이 가지 못하면 근육이 점점 마릅니다. 뼛속에 진액이 가지 못하면 골수가 말라서 뼈를 지탱하는 힘이 약해집니다.

우리 몸을 지탱하는 뼈가 약해지면 무게를 많이 받는 다리와 허리가 약해지게 됩니다. 다리에 힘이 빠져서 걸음걸이에 힘이 없어져서 보폭이 작아지고, 걸을 때 균형 잡는 데 어려움이 있게 되어 걸을 때 흔들거리는 모습이 나타납니다. 이렇듯 요실금은 건강에 전체적으로 악영향을 주므로 신속한 치료가 필요합니다.

한의학에서는 요실금을 '유뇨(遺尿)'라고 하여 '소변이 저절로 나와도 깨닫지 못한다'하였습니다. 요실금은 방광의 기화 기능 실조로 인한 유뇨를 치료하는 처방인 삼기탕, 축천원, 오자원, 가감팔미환 등으로 좋은 효과를 볼 수 있습니다.

또, 방광의 주요 혈 자리인 중극에 약침 시술을 하고, 방광의 기능을 향상시킬 수 있도록 방광 경락의 기운을 보충하는 형상오행침을 시술하면 요실금의 횟수와 양을 신속하게 줄일 수 있습니다.

약침 시술과 한약 처방을 통해 방광 기능을 향상시켜 기화 작용을 정상화하고, 요도 괄약근과 골반의 근육을 강화시키는 치료를 하면 요실금은 점차 사라지게 됩니다. 요실금은 전신 건강과 연결되므로 고민하거나 망설이지 말고 바로 치료받는 것이 좋습니다.

●
음부 소양증

"외음부가 가렵고 긁으면 진물이 생겨요." 여성 질환으로 진료를 하다 보면 외음부가 가려워서 고민이라고 하시는 40·50대 여성분들을 종종 뵙게 됩니다. 처음에는 질염이라고 생각해서 검사를 해봐도 균은 나오지 않고, 증상이 심해져서 스테로이드 연고를 발라봐도 그때만 나았다가 재발을 반복해 매우 힘들어하십니다. 더 안타까운 것은 밤이면 가려움증이 더 심해져서 깊은 잠을 못 자고 피로가 풀리지 않아 늘 피곤하다는 점입니다.

한의학에서는 음부 소양증이 생기는 대표적인 원인을 혈이 허한 상태에서 열을 받았기 때문으로 봅니다. 혈이 허해지는 원인은 산후에 조리를 잘못해서 또는 살면서 몸과 마음을 과로해서, 영양 섭취가 충분하지 못해서 등 여러가지로 볼 수 있습니다. 개인적으로는 스트레스가 가장 큰 원인이라고 생각합니다. 스트레스로 인해 원래 화가 많은 장기인 심, 간, 삼초 등의 화가 더 심해집니다.

문제는 우리 몸에 혈이 충분하다면 화를 다스릴 수가 있는데, 혈이 허해지면 화를 제어하는 것이 힘들어진다는 것입니다. 물이 부족하면 불을 못 끄는 이치입니다.

여성의 몸의 음두와 양두인 머리와 자궁을 빨대에 비유해보겠습니다. 빨대 속에 화가 차게 되면 양쪽 끝이 부풀게 됩니다. 이와 비슷하게 음부 소양증을 호소하시는 분들 또한 외음부가 부은 듯한 느낌을 받는 동시에 머리 쪽에서도 눈에 충혈이 잘 일어납니다.

정신적으로 피로하면 혈은 더 부족해지고 화는 더 성해집니다. 그래서 가족, 돈, 인간관계 등으로 고민 후에 음부 소양증이 생기거나 심해졌다고 말씀하시는 분들이 많습니다. 밤이 되면 혈행이 인체 내부 쪽으로 몰리면서 외부 쪽의 혈은 더 부족해져서 순환이 느려집니다. 음부 소양증이 낮보다 밤에 더 심해지는 이유입니다.

음부 소양증과 더불어 눈의 충혈 증상, 수시로 열이 생기면서 땀이 나는 증상, 잘 때 땀이 나는 증상이 동반되므로 늘 피로하게 되고, 피부가 건조해지며 눈 밑에 기미가 잘 끼기도 합니다.

음부 소양증 치료는 보혈과 청열에 초점을 맞추어야 합니다. 부족한 혈을 보충하고, 열을 내려서 정신을 맑게 하는 치료를 진행합니다. 이러한 치료를 통해서 혈행이 좋아지고 열이 내려가면 부풀었던 외음부가 서서히 가라앉으면서 가려움증이 사라집니다.

아울러, 눈의 충혈, 수시로 생기는 한열 증상과 땀도 같이 치료가 됩니다. 가미소요산, 단치소요산, 여성산 등의 처방이 혈을 보충하면서 열을 내려주는 좋은 효능이 있습니다.

병은 실타래가 뭉쳐져 있는 것과 같습니다. 어떻게 치료해야 할지 답답한 상황이라 할지라도 실 끝을 잘 찾아서 하나씩 풀어가다 보면 오랫동안 힘들게 했던 음부 소양증도 잘 치료가 될 수 있습니다.

자궁탈출증

"밑이 빠지는 느낌이 들어요."

진료를 하다 보면 종종 밑이 빠지는 느낌이 들어서 힘들다고 말씀하시는 분들이 계십니다. 이러한 증상을 호소하시는 분들의 연령대는 다양한데, 주로 60대 이상인 분들이 많습니다. 가끔 20~30대의 미혼인 분들이나 출산 후의 산모에게 생기기도 합니다.

밑이 빠지는 느낌이 드는 원인은 자궁이 정상 위치에서 아래쪽 또는 위쪽으로 이동하면서 자궁의 일부 혹은 전체가 질을 통해 빠져나오는 자궁탈출증 때문입니다. 주로 밑쪽으로 눌리는듯한 압박감을 느끼면서 배뇨 이상과 관련된 증상을 보입니다. 요실금, 요로 폐색 증상, 빈뇨 등과 변비, 설사 등의 증상이 나타납니다.

심한 경우에는 실질적으로 질 밖으로 어떤 물질이 돌출되는 증상과 함께 압박감을 심하게 느끼게 됩니다. 자궁뿐만 아니라 직장, 방광 등의 장기도 같이 내려오는 현상이 동반되기도 합니다.

한의학에서는 자궁을 비롯한 하복부의 장기가 밑으로 처지는 자궁탈출을 어떻게 치료할까요? 『동의보감』에서는 자궁탈출을 치료하기 위해 처진 자궁과 하복부 장기를 제자리에 돌려놓는 치료법을 제시하고 있습니다. 크게 두 가지의 경우에서 밑이 빠지는 느낌이 생기는 자궁탈출이 생긴다고 보았습니다.

첫 번째로 중기(中氣)가 부족한 경우입니다. 중기란, 우리 몸의 중앙에 위치한 비위(脾胃)의 기운으로 음식을 통해 생긴 기운을 위쪽으로 올려 보내는 역할을 합니다. 이러한 역할을 승양(升陽)한다고 하여 '위로 들어 올린다'고 표현했습니다. 쉽게 생각하면 우리 몸이 대기의 압력을 이기고 꼿꼿하게 서 있게 하는 힘이 양기인데 이 힘을 지속해서 제공하는 것이 비위의 중기입니다. 이렇게 기운을 위로 끌어올리는 중기가 약해져서 올라가야 할 것이 올라가지 못하면 밑으로 처지기 시작합니다.

여성 한방 백서

위장부터 시작해서 하복부의 장기들이 제자리에서 밑으로 처지면서 압박을 받게 되는데 최종적으로 밑으로 빠지는 느낌으로 나타납니다. 그래서 주로 노화로 인해 중기가 허해지기 쉬운 50~60대 이상인 분들에게 많이 나타나고, 중기가 체질적으로 허한 20~30대의 젊은 사람에게도 증상이 생길 수 있습니다.

중기가 부족해지면, 소화 기능이 떨어지고, 피로를 쉽게 느끼게 됩니다. 상부의 허증으로 어지럼증, 두통 등의 머리 쪽 증상이 생길 수도 있습니다. 보중익기탕, 익위승양탕 등의 중기를 보충하는 처방과 침 치료를 통해 기운을 끌어올려서 장기를 제자리로 올려놓는 치료법을 사용합니다.

두 번째로는 출산 시에 힘을 너무 쓴 후에 생기는 자궁탈출증입니다. 출산을 마치고 나면 벌어졌던 골반이 제자리로 돌아오면서 다물어져야 하는데 기혈이 약해져서 골반이 잘 다물어지지 않는 분들이 있습니다. 출산 후에 밑으로 빠지는 느낌과 더불어 외음부의 통증, 보행 시의 불편함, 허리, 골반 통증, 소변 이상을 같이 호소합니다. 기혈을 보충하여 골반이 제자리로 돌아올 수 있게 하는 팔물탕 가감방을 사용하여 치료합니다.

원인을 알 수 없는 밑이 빠지는 증상으로 고생하고 있다면, 한방 치료를 통해 고통에서 벗어날 수 있습니다.

상황별 질환

●
손 저림

"손가락 끝이 저리고 아파요."

열 손가락 끝이 저리고 따끔따끔하더니 점점 저린 부위가 넓어지면서 통증까지 생기는 경우가 있습니다. 당뇨나 특별한 기저 질환이 없는데도 한번 생긴 손 저림이 사라지지 않습니다. 어느 과로 가야 하는지도 망설여지고 막상 병원을 가서 진통제, 혈액 순환제 등의 증상 위주로 처방을 받아 복약을 해도 시원하게 치료가 안 되어 한의원을 찾게 됩니다. 제 임상 경험상 이렇게 내원하시는 분들의 대부분이 여성분들이었습니다.

손 저림의 원인은 외적 원인과 내적 원인으로 나눌 수가 있습니다. 먼저 외적 원인에는 대표적으로 경추 디스크, 손목 터널 증후군 등이 있습니다. 구조적인 문제로 인해 신경이 눌리면 해당 신경의 지배 영역에 따라 부분적인 저림이 생깁니다. 신경의 눌림이 생기는 부위를 찾아서 치료하면 손 저림은 해결됩니다.

문제는 내적 원인에 의한 손 저림입니다. 이 경우에는 손 저림이 양쪽 손가락이나 손에 비슷한 정도로 발생합니다. 특정 기저 질환이 없으면 검사상 원인을 발견하기가 쉽지 않기 때문에 이를 해결하기 위해서는 손 저림의 원인을 한의학적으로 분류해서 정교하게 치료할 필요가 있습니다.

손 저림의 한방 치료는 원인에 따라 다음 다섯 가지 경우로 나눌 수 있습니다.

① 기가 허한 경우
양기가 부족하면 수족으로 가는 기의 순환이 느려지고 아울러 기가 끌고 다니는 혈의 순환도 느려지게 됩니다. 손 저림이 밤낮으로 나타나고, 심한 경우에는 전신으로 저림 증상이 번지게 됩니다. 부족한 기를 보충하는 보중익기탕, 충화보기탕 등의 처방과 기를 순환시키는 폐정격을 시술합니다.

② 혈이 허한 경우
혈액량 자체가 부족해서 손끝까지 혈이 잘 전달되지 못하는 상황으로 볼 수 있습니다. 어지럼증, 심장의 두근거림, 다리에 쥐가 나는 증상 등 혈이 허한 증상을 동반합니다. 당귀보혈탕, 사물탕 등의 보혈하는 처방과 혈을 운행하는 소장 정격을 시술합니다.

③ 위에 식적과 습담 등이 있는 경우

위가 노폐물로 차 있으면 복부가 경직됩니다. 특히, 수면 중에는 장이 움직이는 장 호흡이 원활하게 되어야 하는데 복부가 경직되어 복부의 펌핑 작용이 잘 안 되면서 팔, 다리로 가는 혈액 순환에 장애가 생깁니다. 결과적으로 수면 중에 손 저림이 심해지게 됩니다. 식적과 습담을 제거하고 혈액 순환을 개선하는 이진탕 가감방이나 평위산 가감방을 처방하고 위와 장을 움직이는 위 정격과 대장 정격을 시술합니다.

④ 습기에 상하는 경우

장마철 등의 외습이 많은 계절이나 안개가 자주 끼는 습기가 많은 지역에 거주하는 분들에게 손 저림이 생길 수 있습니다. 습기가 체표에 정체되면 혈행이 느려지면서 손 저림 증상이 생깁니다. 우리 몸의 습을 제거하는 불환금정기산, 곽향정기산 등을 처방하고 위 정격을 시술합니다.

⑤ 신장이 약해지는 경우

체질적으로 신장이 약한 분들에게 심장에 열이 많아지고, 신장은 허해지는 여름철에 손 저림이 생길 수 있습니다. 열이 위로 오르면서 인체의 상부 쪽이 부풀고 내부의 혈관은 좁아져서 혈행이 느려지는 현상이 나타납니다. 신장의 수기를 보강하고, 발열을 잡아주는 신기탕, 육미지황탕 가감방을 처방하고 신장 정격을 시술합니다.

보신 바와 같이 한방에서는 체질과 증상, 계절, 외적 환경 등을 근거로 디테일하게 치료에 접근합니다. 말초 혈액 순환 장애라는 현상보다는 그 현상이 생긴 원인에 초점을 맞추어 근본 치료를 하면 오래된 손 저림도 치료됩니다. 손 저림으로 고생하고 있다면 한방 치료를 꼭 받아보시길 바랍니다.

●
두통

주변에서 두통으로 고생하는 분들이 대부분 여성이라는 사실을 혹시 눈치채고 계셨는지요? 두통은 여성에게 더 많이 생기는 질환입니다. 실제로 두통으로 내원하는 분들은 여성의 비율이 훨씬 높습니다.

우선, 편두통의 역학 조사에 대해 인용할까 합니다. 대한두통

학회에서 펴낸 『두통학』 중 「두통의 역학」 편(주민경 저, 군자출판사)을 보겠습니다. "두통으로 병의원을 방문하는 환자의 가장 흔한 진단은 편두통이다…(중략)…편두통의 유병률은 여성에게서는 15~20%이며, 남성에게서는 3~7% 정도이다." 그 밖에 편두통에 대한 역학 조사에서도 여성과 남성의 편두통 유병률은 3:1 정도의 비율을 보인다는 조사 결과가 나와 있습니다.

실제로 임상에서 경험해보면, 긴장성 두통은 과도한 업무 등으로 생기며, 남성과 여성의 발병률이 큰 차이가 없는데 그 밖의 두통은 여성의 두통 발병률이 현저히 높은 경향을 보였습니다.

한의학에서는 남성은 외부 활동이 많고, 모공이 열려 있어, 땀을 통해 막힌 것이 잘 풀어지므로 두통이 없고, 여성은 모공이 닫혀 있고, 땀이 나지 않으므로 피부 호흡이 잘되지 않고 속으로 잘 막히고 상기(上氣)되어 두통이 오기 쉽다고 하였습니다.

부연하자면 여성은 혈이 항상 부족하므로, 모공을 닫아 혈이 땀으로 새지 않게 하므로 땀이 적게 나고, 이로 인해 몸은 더워지며 열이 발생하여 위로 올라(열은 항상 상행) 두통이 생기기 쉬운 상태가 되는 것입니다. 얼핏 이해하기 어려워 보이지만 천천히 살펴보면 직관적으로 와닿는 설명입니다.

이러한 이론적 근거를 바탕으로 나온 치료법으로 임상에서 효과적으로 여성분들의 두통을 치료하고 있습니다. 만성적인 두통으로 고생하고 있다면 한방 치료를 통해 머리가 맑고 편해질 수 있습니다.

●

매핵기 (목의 이물감)

스트레스로 인한 목의 이물감은 난임의 원인이 되는 자궁·난소 질환의 신호일 수도 있습니다. 진료를 하다 보면 목에 뭔가 걸린 것 같은데 뱉어도 나오지 않고 삼켜도 내려가지 않아 답답하다고 말씀하시는 여성분들이 많습니다.

이비인후과에서 진찰을 받아도 뚜렷한 원인을 모른다고 하는데, 목에 걸려 있는 느낌 때문에 '음음' 하는 헛기침을 연발합니다. 평소에는 잊고 지내다가도 업무나 대인 관계 등으로 스트레스를 많이 받게 되면 증상이 확 심해져서 답답해집니다.

이러한 증상을 한의학에서는 '매핵기(梅核氣)'라고 하는데, 매실 열매가 목에 붙어 있는 듯하여 뱉어도 나오지 않고 삼켜도 넘어가지 않는다는 뜻입니다. 매핵기는 다음과 같은 증상을 동반합니다.

- 미간에 내 천(川) 자 모양의 주름이 집니다.
- 속이 느글거리거나 메슥거립니다.
- 소변이 시원하지 않습니다.
- 가래가 많이 낍니다.
- 마음이 불안하고 초조합니다.
- 가슴이 잘 두근거리고, 부정맥이 나타나기도 합니다.
- 우울증이 있거나, 혼자 잘 웁니다.
- 변비가 생깁니다.

매핵기가 왜 생기며, 자궁과 난소에 어떤 영향을 줄까요? 한의학에서는 매핵기의 가장 큰 원인을 '심기울체(心氣鬱滯)'라고 하였습니다. 심기, 즉 마음의 기운이 막혀서 생겼다는 뜻입니다. 쉽게 말하면 뜻대로 되지 않아서 마음이 불편해서 생긴 병이라는 말이겠지요.

매핵기가 있다는 것은 '천지가 서로 교합하는 작용이 잘 이루어지지 못한다는 의미'라고 하였습니다. 여기서 말하는 천지(天地)란 머리(天)와 몸(地)을 의미합니다. 머리와 몸이 소통되지 않으니, 자연히 여러 병증이 생길 수밖에 없습니다.

특히, 매핵기로 인해 목이 막히고 소통이 안 되면 아랫배에도 문제가 생깁니다. 빨대의 윗부분을 손으로 막으면 아래로 물방울이 떨어지지 않는 그림을 그려보시면 이해가 될 것입니다. 따라서 매핵기가 생기면 자궁과 난소의 운동성이 떨어지면서 월경에 문제가 나타나는 경우가 많습니다.

현대 의학에서도 여성의 감정변화는 뇌하수체호르몬 분비에 영향을 주어 성호르몬 분비와 관련된 생식 기능에 영향을 준다고 봅니다. 전쟁 중에 여성의 생리가 끊긴다거나, 수험생들에게 장기간 무월경 증상이 나타나는 등 스트레스로 인한 생리불순은 다양하게 보고되고 있습니다. 이 때문에 스트레스를 받아서 매핵기가 생기면 생리 작용에도 영향을 주며, 임신 과정에서도 어려움을 겪을 수 있다고 말씀드리고 싶습니다.

순조로운 생리가 임신에 있어서 가장 중요한 조건인데, 매핵기가 있게 되면 위와 같은 원인으로 생리 주기에 문제가 생기거나 생리통이 심해지는 등의 증상을 동반하기 때문입니다.

또, 매핵기가 생기면서 자궁과 난소의 운동성이 떨어지는 현상이 오래되면 자궁과 난소에 질환이 생기기 쉽습니다. 여성의 자궁과 난소는 일정한 리듬으로 끊임없이 운동을 해야 하는데, 이를 율동이라고 합니다. 이러한 율동에 문제가 생기면 혈류가 정체되면서 자궁내막을 비롯한 자궁 조직과 난관, 난소 등에 낭종이나 근종 등이 생기기 쉬운 상태가 따라오게 됩니다.

한의학에서는 매핵기가 생기면 이를 가장 먼저 치료하는 것이 원칙입니다. 매핵기는 단순히 목의 문제가 아니라 전신의 건강, 특히 여성 생식기의 상태를 나타내주는 신호등이기 때문입니다.

●
기미

눈 밑 기미는 자궁이 건강해지면 사라집니다. 자궁 관련 질환을 치료하다 보면 관골, 즉 광대뼈 부위의 기미가 점점 옅어지면서 사라지는 광경을 목격합니다. 환자분들이 "밑에서 올라오는 기미라 정기적인 관리가 필요하다는 진단을 받았는데 기미가 사라져서 기분이 좋아요"라고 말씀하시면 저도 기분이 좋습니다.

자궁이 치료되어 좋아지면 왜 기미가 사라지는지, 반대로 자궁에 병증이 있으면 왜 기미가 생기는지 그 원리에 대해 말씀드리겠습니다. 한의학에서는 우리 몸에 기혈이 흐르는 길을 '경락(經絡)'이라는 개념으로 설명합니다.

십이경락이 인체의 오장육부와 외형을 그물과 같이 엮어서 기혈을 주고받게 설계되었다고 보았습니다. 특히 여성의 자궁에서는 십이경락의 기혈이 모였다가 전신으로 흩어지는 운행을 합니다.

　　　　여성 한방 백서

얼굴로 가볼까요? 『동의보감』 면문에 보면 "얼굴이 홀로 추위를 견디는 것은 사람의 머리에 모든 양기(陽氣)가 모이기 때문이다. 모든 음맥은 목에 이르러 돌아가지만, 오직 모든 양맥은 위로 머리까지 올라가므로 추위를 견디는 법이다"라는 구절이 있습니다.

자궁에는 십이경락이 모이고 그중에서도 양맥은 다시 얼굴에서 모입니다. 즉, 인체의 양기는 자궁에서 한번 모이고 얼굴에서 다시 한번 모이는 것입니다. 이렇게 서로 연결된 상황에서 자궁에 병증이 생기면 어떤 문제가 생길 수 있을까요?

『동의보감』에서는 자궁 병증의 대표적인 원인 중 하나를 습담과 사혈 등 불순물이 자궁 내에서 덩어리처럼 뭉치는 것으로 봅니다. 불순물이 자궁에 머물러 있다면 경락을 흐르는 양기는 자연히 탁해지게 됩니다. 이렇게 탁해진 양기가 경락을 통해 얼굴에 올라가다가 얼굴에서 높은 산이라고 볼 수 있는 관골 부위에 걸리면서 기미가 생기게 되는 것입니다.

불순물이 많이 함유된 좋지 않은 기름을 태우면 그을음이 많이 발생해서 천장 벽지에 묻게 되는 현상을 생각하면 이해가 쉽습니다. 이러한 이유로 내부에서 자궁의 병증을 진단할 때 기미의 상태를 많이 참고하게 됩니다.

관골 부위의 기미 외에도 뺨의 여드름이나 이마와 턱의 여드름, 입 주변의 여드름, 얼굴 전체가 얼룩덜룩한 때가 긴 듯한 모양 등 얼굴의 상태는 몸속의 상황을 반영합니다. 그러므로 얼굴의 피부 질환은 병으로 보기보다는 밖으로 표현된 증상으로 볼 수 있습니다. 얼굴의 피부 질환을 개선하기 위해서는 근본적으로 내부를 치료해야 하는 이유입니다.

이상 자궁의 병증으로 때문에 관골 부위에 기미가 생기는 이유에 대해 알아보았습니다. 기미가 계속 심해져서 고민이라면 내부에서부터 치료하길 권해드립니다. 아울러 자궁 치료 중에 기미가 호전되고 있는 분이라면 내 몸이 좋아지고 있다는 증거로 참조하시길 바랍니다.

여성 아토피

아토피성 피부염은 만성적이고 자주 재발하는 피부 질환으로 가려움증과 건조증을 동반합니다. 주로 유아기나 소아기에 발병이 시작되는데 완치가 되지 않고 성인 아토피로 이어지는 경우가 많습니다. 여성의 경우에는 사춘기를 지나 월경이 시작되면 월경 주기에 따라 증상의 변동성이 심해지는 경향을 보입니다. 월경뿐만 아니라 여성만이 가지는 생리적인 특징 때문에 아토피 치료 방법을 보다 다각도에서 접근할 필요가 있습니다.

이번 절에서는 여성의 아토피성 피부염을 어떻게 치료하고 관리해야 하는지에 대해 말씀드리려고 합니다. 아토피 피부염은 알레르기 질환의 일종으로 면역학적 이상, 유전 요인, 환경 문제, 스트레스, 식습관 등이 복합적으로 작용하여 나타납니다. 아토피는 피부 조직이 구진, 홍반, 피부의 결절화, 비후, 태선화 등의 과정을 거치며 변형되어 심한 가려움이 생깁니다. 가려워서 손톱으로 긁다가 진물이 나기도 하며 세균에 의한 2차 감염 질환을 불러올 수도 있습니다.

특히 밤에 더 가려운 것이 아토피 피부염의 특징입니다. 가려움증으로 인해 깊은 잠을 자지 못해 늘 피로하고 아토피 피부염에서 오는 스트레스로 인해 정서적으로 예민해지기도 합니다.

아토피 피부염은 왜 밤에 가려움증이 더 많이 생길까요? 아토피의 원인은 열독이 피부에서 과민하게 반응하기 때문입니다. 열독이 피부의 구멍(땀구멍)을 통해 배출되는 과정에서 원활히 배출되지 못하고 피부에 정체됨으로써 독소가 피부에 작용해 피부 변형을 일으키게 됩니다. 밤에는 폐 호흡보다 장을 통한 피부 호흡이 더 활발히 일어납니다. 몸 안의 열독이 밤에 더 많이 빠져나가게 되므로 당연히 그 반작용도 밤에 더 많이 일어난다고 볼 수 있습니다.

아토피를 치료하는 첫걸음은 몸 안의 열독을 어떻게 제거할 것인가입니다. 열독이 생성되는 원인은 크게 두 가지로 볼 수 있습니다. 첫 번째로 체질적 요인으로 인해 심, 간 등에서 열이 과도하게 생성되고 이 열이 몸 밖으로 빠지지 못하고 몸 안에 쌓이는 것입니다. 두 번째는 부적절한 음식으로 인해 음식 찌꺼기인 식적이 위와 장에 쌓여서 오래되어 식적열이 생기기 때문입니다.

여성은 남성보다 위장의 기능이 약해서 식적이 쉽게 생기며, 땀구멍이 잘 열리지 않아 심과 간의 열이 땀으로 빠져나가지 못해 몸에 열독이 쌓이기 쉽습니다.

이렇게 열독이 쌓이는 상황에서 월경이라는 몸의 변화를 맞이하면 어떻게 될까요? 몸의 열독을 피부를 통해서 배출하는 과정에서 나타나는 현상이 아토피성 질환이라고 말씀드렸는데 이런 배출 과정을 중개하는 것은 혈액입니다. 월경 과정에서 자궁내막으로 피가 몰리게 되면 체표를 향해가는 혈류는 줄어들 수밖에 없습니다. 이에 따라 열독의 배출 작용은 느려지고, 피부의 건조함은 심해져서 각질화가 더 많이 나타납니다. 그래서 생리 일주일경 전부터 피부의 상태가 악화되는 현상이 되풀이됩니다.

이렇듯 여성만이 가지는 생리적인 특징으로 인해 주기적으로 심해지는 아토피성 피부염을 치료하기 위해서는 어떻게 해야 할까요? 우선 무엇보다 열독을 해독해야 합니다. 식적에 의한 독소는 식적을 제거하고 음식을 관리해야 하고, 심과 간 등 오장에서 오는 열독은 체질과 증상에 맞추어 열을 내려주는 치료로 제거합니다.

이와 더불어 혈의 부족으로 인한 건조 증상을 치료하는 보혈 치료도 필수적입니다. 이렇게 여러 방향의 치료를 동시에 또는 순서대로 해야 증상이 호전되고 좋아진 상태가 유지되는 것을 진료 경험을 통해 확인할 수 있었습니다.

아토피성 피부염의 치료는 많은 인내와 노력을 요구합니다. 특히 여성의 아토피 치료는 디테일함이 더 많이 필요합니다. 음식을 잘 조절해서 식적이 안 쌓여야 하고, 피부 호흡이 잘되어야 하며, 스트레스로 인해 오장의 균형이 깨지지 않도록 정신 건강도 잘 관리해야 합니다. 화장품, 옷, 세정제 등으로 인해 피부에 과한 자극이 가지 않도록 일상에서도 하나하나 조심해야 합니다.

한 가지 처방으로 다 해결되는 것이 아니라 체질과 증상에 맞추어 그때그때의 문제를 해결해야 해서 치료를 하는 사람의 순발력과 경험도 중요합니다. 어려운 치료라고 느껴질 수도 있지만 하나

하나 짚어가면서 치료하면 반드시 좋은 결과를 얻을 수 있습니다.

●

여성 탈모

한의학에서 보는 여성 건강의 핵심은 혈의 생성과 순환입니다. 혈액이 충분하고 혈액 순환이 순조롭게 이루어져야 생리도 정상적으로 이루어지고 전신의 건강도 좋아집니다.

특히, 여성에게 있어 머리카락은 혈의 나머지라 하여 혈의 상태에 따라 색깔과 광택이 달라질 수 있습니다. 혈이 왕성하면 머리카락에 반질반질 윤기가 나며, 혈이 부족해지면서 머리카락도 많이 빠지고 푸석푸석하게 윤기가 없으면서 생리불순, 생리통, 빈혈 등의 증상을 동반합니다.

쉽게 비유하면, 머리카락이라는 나무에 혈(血)이라는 물을 잘 공급하여야 나무가 잘 자라는 것과 같습니다. 반대로 나무가 물을 충분히 공급받지 못하면 어떤 현상이 나타날까요? 날이 가물면 잎사귀가 점점 마르다가 종국에는 땅으로 떨어지게 됩니다.

여성의 몸에서는 혈이 부족한 증상이 심해지면 탈모 현상으로 나타나기 시작합니다. 수분을 충분히 공급받지 못한 머리카락이 마르게 되어 가늘어지다가 탈락하는 현상이 생깁니다. 이를 한의학 용어로 '황락(黃落)'이라고 합니다. 누렇게 말라서 떨어진다는 뜻입니다.

이 상황에서 스트레스를 과하게 받으면 작게는 동전에서 크게는 찻잔 크기만큼 부분적으로 머리카락이 빠지는 원형 탈모증까지 생기기도 합니다.

안타깝게도 무리한 다이어트로 인해 혈이 부족해지거나 혈액 순환이 안 좋아져서 탈모 현상이 심한 경우도 있는데, 이렇게 되면 평소에도 힘들게 하던 생리통, 생리불순 등이 같이 심해집니다. 이때는 다이어트도 중요하지만, 우선, 균형 있는 식사를 하면서 천천히 체중 감량을 시도할 것을 권해드립니다.

머리카락은 여성의 혈의 상태를 나타내는 건강의 신호등입니다. 탈모를 치료하기 위해서는 여성 건강이 회복되어야 합니다. 혈이 충분히 채워지면 건강이 회복되면서 머리카락의 상태도 좋아져서 빠졌던 머리카락이 다시 올라오기 시작합니다.

여성 탈모는 혈을 보충하는 약물 치료와 탈모 부위에 직접 시술하는 약침 치료를 통해 치료합니다. 다행인 것은 여성 탈모는 남성 탈모에 비해 치료율이 월등히 좋아 꾸준히 치료하면 대부분 탈모 증상이 회복된다는 점입니다. 그 과정에서 자연스럽게 혈이 부족하여 생긴 생리통, 생리불순, 빈혈 등도 함께 좋아집니다.

탈모 증상이 나타나면 건강을 돌보라는 신호라 생각하고, 혈을 보충하는 치료를 받는 것이 좋습니다.

여성 건강 관리

●

술과 여성 질환

술은 같이 마시면 즐거움을 주고, 혼자 마시면 위로를 주는 친구 같은 존재입니다. 하지만 모든 것이 그렇듯 좋은 것도 과하면 문제가 됩니다. 특히, 여성과 남성의 생리적인 차이 때문에 과음은 여성에게 더 큰 문제가 될 수 있습니다. 평소에 자궁과 난소에 문제가 있는 상황이라면 더 각별히 조심할 필요가 있습니다.

『동의보감』에서 술은 "오곡의 진액이요 미곡의 정화이므로 사람을 유익하게 한다"라고 하였습니다. 『본초강목』에서도 '술은 조금 마시면 혈을 조화시켜 기를 잘 통하게 해준다'고 되어 있습니다. 그러나 한편으로 술은 열독이 있어서 지나치게 마시면 각종 병의 원인이 됩니다.

예를 들어 코가 붉어지는 현상을 '주사비(酒渣鼻)'라고 합니다. 주사비는 술의 열독이 혈을 뜨겁게 만들어, 코에서 뜨거워진 피와 외부의 찬 공기가 만나 엉켜서 생긴 현상입니다. 이러한 열독은 남성보다 여성의 건강에 더 큰 문제가 됩니다.

한의학에서는 남성은 외부 활동이 많고, 모공이 열려 있어, 땀을 통해 체열을 발산하므로 몸이 차고 여성은 모공이 닫혀 있고, 땀이 나지 않으므로 피부 호흡이 잘 안 되어 열이 발산되지 않으므로 몸이 덥다고 하였습니다. 여성의 몸이 더운 이유는 배 속에서 아기를 키우기 위해 항상 일정한 체온을 유지해야 하기 때문이란 점은 짐작하실 수 있겠지요?

이러한 여성의 생리적인 특징 때문에 술로 인한 열독은 불난 집에 기름을 붓는 격이라고 할 수 있습니다. 술의 열독이 야기하는 가장 문제는 혈을 상하는 것입니다. 즉 열로 인해 혈이 마릅니다. 그래서 과음하면 종아리가 쑤시고 아프고, 손발이 저리거나 쥐가 잘 나는 현상이 생깁니다.

아울러 열은 상행하는 성질이 있습니다. 열독으로 뜨거워진 혈이 상행하면서 머리로 가는 혈류량이 늘어납니다. 술 마신 다음 날 숙취로 두통이 생기는 이유입니다. 이렇게 열독으로 인해 혈이 마르면서, 동시에 위로 몰리게 되면 자궁과 난소로 가는 혈류량은 부족해지게 됩니다. 이는 자궁과 난소의 기능 저하 및 자궁근종, 자궁내막증식증, 난소낭종 등의 여성 질환을 악화시킬 수 있습니다.

도수가 높은 술을 마실수록, 또 많은 양을 마실수록 이러한 현상이 심화됩니다. 그렇다고 도수가 낮은 술을 마시는 것이 해결책이 된다고 보기도 어렵습니다. 도수가 낮은 술의 대표는 맥주입니다, 맥주를 마실 때 가장 큰 문제는 차게 마셔서 수독을 생성시킨다는 점입니다.

시원한 맥주를 쭉 들이켜면 아랫배에서 수독과 열독이 합쳐져서 머무르게 됩니다. 즉, 아랫배에 습기와 열기가 차게 되겠지요. 이러한 습열은 자궁의 내막의 혈관을 비정상적으로 팽창시켜 부정출혈의 원인이 될 수 있습니다. 또한 습열이 머무르면 각종 세균이 잘 생기는 환경이 조성됩니다. 덥고 습한 여름에 생긴 상처가 덧나기 쉬운 점을 생각하시면 됩니다. 즉, 주독으로 인한 습열이 질염이나 음부 소양증 등 외부 생식기의 염증성 질환을 악화시킵니다.

저 같은 경우에는 나이가 들면서 주량이 계속 줄어들고 있습니다. 주량이 줄어들면서 술에 대한 관대함도 줄어들었습니다. 임상 초기에는 '술 좀 많이 마셔도 시간 지나면 회복될 수 있습니다'에서 지금은 '술은 될 수 있으면 조금만 드세요' 정도로 바뀌었습니다.

'술에는 장사 없다'라는 옛말이 나이 들면서 점점 와닿기 때문인 것 같습니다. 술은 주량을 정해놓고 적당히 즐기는 것이 오래 즐길 수 있는 길입니다.

●
체질별 여성 운동법과 조심할 점

인간은 진화를 거듭하는 수백만 년 동안 먹을 것을 찾기 위해 하루 대부분의 시간을 움직이며 지냈습니다. 근대에 이르러 급속한 문명의 발전 덕분에 이제는 많이 움직이지 않아도 먹고사는 데 문제는 없지만, 우리의 몸속에는 여전히 활동 본능이 숨 쉬고 있습니다.

우리 몸은 움직여주지 않으면 병들게 설계되어 있다고 생각합니다. 그래서 운동은 건강을 유지하기 위한 필수적인 행위입니다. 기왕 운동을 하려면 체질에 맞는 운동을 하는 것이 좋습니다. 또, 여성의 생리적인 특성을 고려하여 운동 시에 조심해야 할 점도 있습니다.

이번 절에서는 간단한 체질별 운동법과 운동할 때 여성분들이 조심해야 할 점에 대해 말씀드리겠습니다. 우선 체질 분류에 따른 운동법에 대해 이야기해보겠습니다. 한의학에서 가장 기본적인 체질 분류는 양성음허(陽盛陰虛)와 음성양허(陰盛陽虛)입니다.

양성음허란 양기가 성하고 음기가 약한 체질로 양기의 뻗어나가는 힘이 강하므로, 팔다리가 몸통에 비해 상대적으로 길어지고, 몸통이 작은 사람을 말합니다. 음성양허란, 음기가 성하고 양기가 약하므로 뻗어나가는 힘이 약해서, 팔다리가 몸통에 비해 상대적으로 짧아지고, 몸통이 커지게 됩니다.

두 체질을 비교하면 음성양허한 체질은 근력이 강한 반면에 유연성은 부족해지기 쉽고, 반대로 양성음허한 체질은 근력은 약한 편이지만 유연성이 좋습니다.

사실 사람을 두 가지로 나누어 판단하는 것은 너무 단순할 수도 있지만, 내 몸에 맞는 운동이 무엇일까 생각해보는 점에서 크게 도움이 됩니다.

근력이 좋은 체질은 근력 운동이 잘되니까 재미있고, 유연성이 좋은 체질은 유연성 운동이 잘되니까 재미있어하게 됩니다. 제가 요가, 필라테스, 웨이트 트레이닝, 스트렝스 훈련 등을 하면서 그

곳에 모이는 분들을 잘 관찰해본 결과 자기가 잘하는 것을 더 열심히 하는 경향이 있었습니다.

얼핏 생각을 해봐도 요가 학원에서는 팔다리가 긴 유연한 분들이 팔다리를 뻗는 모습이, 힘을 쓰는 헬스장에서는 몸통이 큰 근육질의 분들이 연상 됩니다. 자기가 타고난 체질을 쓰는 운동이 재미있어서 오래, 잘하게 되는 패턴입니다.

물론, 운동을 꾸준히 하려면 재미있어야 합니다. 그러나 자신이 잘하는 것을 열심히 하다 보면 부족한 부분은 더 부족해지므로 반드시 부족한 부분을 채워주는 운동을 병행하는 것이 좋습니다. 가령 유연한 사람이 유연성 운동을 과하게 하면 근육의 탄력이 떨어지고, 근력이 강한 분들이 근력 운동을 과하게 하면 근육이 경직되어 부상의 위험이 있습니다.

그래서 양성음허한 분들은 근력을 키우는 운동을 꼭 해주고, 음성양허한 분들은 유연성을 키워주는 요가나 스트레칭을 빼놓지 않아야 합니다.

다음으로 여성들이 운동할 때 조심하셔야 할 점 몇 가지를 말씀드리겠습니다.

첫 번째로 땀을 지나치게 많이 흘리지 않는 것이 좋습니다. 여성의 혈과 땀은 근원이 같습니다. 땀을 지나치게 많이 흘리면 혈이 새는 것으로 볼 수 있습니다. 사실 여성들은 운동할 때 땀이 별로 나지 않는 것이 정상입니다. 진료 중에 환자분이 "러닝머신을 30분 뛰어도 촉촉할 정도로만 땀이 나요" 하고 말씀하시면 "그게 정상입니다"라고 답해드립니다. 오히려 운동 후 땀이 지나치게 많이 난다면 반드시 치료가 필요합니다.

두 번째로 복부가 경직되지 않아야 합니다. 코어 운동을 통해 탄력 있는 복부를 만드는 것은 건강을 위해 도움이 됩니다. 다만, 식스팩에 집착을 해서 복근을 키우는 운동을 과하게 하면 복부의 경직으로 이어질 수 있습니다. 호흡을 할 때 복부가 편하게 움직여야 내부의 자궁과 난소의 운동에도 문제가 없습니다.

세 번째로 골반의 유연성 확보를 위한 운동을 꼭 하셔야 합니다. 골반은 천골, 장골, 치골의 여러 관절로 복합적으로 구성되어 있고, 위로는 요추가 양옆으로는 고관절이 붙어 있습니다. 내부 장기가 운동을 하면 골반 관절도 함께 벌어졌다가 닫혔다가 합니다. 특히 여성 건강의 핵심적인 요소인 자궁과 난소는 골반이 굳으면 그 운동성이 떨어질 수 있습니다. 그러니 항상 골반과 그 주변 관절을 풀어주는 유연성 운동을 꼭 하시길 바랍니다.

네 번째로 운동 후에는 꼭 따뜻한 물을 드시길 바랍니다. 운동을 하면 근육과 체표로 혈류가 집중됩니다. 그만큼 복부 내부의 온도가 떨어지면서 위와 장의 흡수 능력이 떨어질 수밖에 없습니다. 이때 찬물을 마시면 흡수가 잘되지 못하고 위와 장에 머물러서 수독으로 변할 수 있습니다. 운동 중이나 운동 후에는 꼭 미지근하거나 따뜻한 물을 마셔서 원활한 신진대사가 유지될 수 있게 해주시길 바랍니다.

운동은 건강 관리를 위한 필수 사항입니다. 각자의 성향과 체질에 맞는 운동을 꾸준히 하셔서 활기차고 건강한 삶을 누리시길 바랍니다.

겨울철 여성의 건강을 지키는 습관

남성보다 여성이 추위를 더 많이 타는 것은 단순한 과학적인 사실만으로도 쉽게 알 수 있습니다. 체중이 체표 면적에 비해 많이 나갈수록 추위를 견디는 능력이 높다고 합니다. 간단한 예로 같은 종이라도 추운 지방으로 갈수록 개체의 크기가 커지게 됩니다. 체격이 큰 남성보다는 여성이 추위의 영향을 더 많이 받는다고 볼 수 있습니다.

그래서 겨울철에는 집의 온도를 열 많은 남성보다 추위를 많이 타는 여성에게 맞추는 것이 합리적이라고 생각합니다. 이렇게 추위에 약한 여성이 겨울철에 건강하게 지내기 위해서는 어떤 습관이 필요할까요?

겨울철에 옷을 입을 때는 '2목'을 기억하시길 바랍니다. 하나는 뒷목이고, 또 다른 하나는 발목입니다. 겨울철에 옷을 입을 때는 뒷목을 가리는 스웨터나 후드 티, 모자와 목도리 등을 꼭 활용하시길 바랍니다. 한의학에서는 뒷목을 통해 풍사가 들어온다고 보았습니다. 두풍증, 풍두선, 풍한두통, 와사풍(안면마비) 등의 질환에서 중풍까지 다양한 풍 질환이 뒷목을 통해 유발될 수 있습니다.

특히, 겨울철에는 풍과 한이 합쳐진 풍한이 뒷목을 따라 우리 몸으로 침입합니다. 앞서 말씀드린 대로 물리적으로 추위에 약한 여성들은 손상을 더 받을 수 있습니다. 여성 건강을 위해 뒷목을 보호하는 옷이 겨울철 필수템으로 완전히 자리 잡길 바랍니다. 비슷한 맥락으로 겨울철에는 머리를 길게 기르는 것도 유용하다고 생각합니다.

다음으로는 발목을 보호하는 양말 신는 방법입니다. 공기 중의 수증기는 겨울철에 날씨가 추워지면 아래쪽으로 깔리게 됩니다. 이렇게 한기와 결합한 수증기인 한습(寒濕)이 다리 안쪽의 경락들을 타고 아랫배로 모입니다.

한습이 아랫배에 머물면 대장, 자궁과 난소, 방광의 활동성이 떨어지면서 기능이 약해집니다. 특히, 여성은 구조적으로 한습에 상하기 쉬운 모양의 체형이므로 올바른 양말 신기가 필요합니다. 반드시 발목의 복사뼈 기준으로 5cm 이상 올라오는 양말을 신기를 바랍니다. 발목으로 들어오는 한습은 '삼음교(三陰交)'를 통해서 가장 많이 들어옵니다. 삼음교는 말 그대로 세 가지 음경인 족태음비경, 족궐음간경, 족소음신경이 만나는 자리입니다.

삼음교의 주치는 복통, 설사, 생리통 등으로 족삼음경이 걸쳐 가는 영역인 아랫배 장부의 병증을 치료합니다. 침이나 뜸의 자극이 아랫배로 가는 자리라면 한습의 영향도 아랫배에 그대로 갈 수밖에 없습니다. 그래서 개인마다 차이가 있지만, 발목 안쪽 위 3~4.5cm 위에 위치한 혈 자리인 삼음교를 양말로 보호해야 합니다. 충분히 두껍고 따뜻한 양말로 발목 위 5cm 이상을 덮을 수 있게 신어야 합니다.

겨울철 한기로 인한 풍한과 한습으로부터 효과적으로 몸을 보호하는 옷 입기 습관은 간단하게 위아래의 목을 보호해야 한다고 기억하면 됩니다. 이 내용을 보고 가족분이나 지인들에게 꼭 알려주시길 바랍니다.